歯科医学史の顔

中 原 泉

学建書院

扉の図/医学のシンボル・マーク

はじめに

史学は、単なる年表ではない。

今日は昨日の続きであり、現在は過去の蓄積である。われわれの今は、先人の努力の上に成り立っているのである。

とりわけ、学問の世界においては、後人はつねに、自らはあくまで先人の活動の継承に過ぎない、という謙虚さを持さなければならない。なぜなら、歴史なくして学問はないからである。

そうした史観に立って、時間という悠久の冷厳な淘汰を経て、現在にその名をとどめ、歯科医学史を彩る人物像を紹介することとした。

数多くの先輩・先達のうちから、その一時代にとどまらず、今日に至るまで斯界に影響を及ぼしている二十名を、著者の独自の判断で選定した。ほかに列すべき先人はあろうが、いずれも、もしこの人物がいなかったら……という畏《おそ》れをいだかせる人々である。

その畏れゆえに、つねに現在を基調としながら、彼らによって為された歯科医学の史的展開を綴ってみたい。

ともかく、彼らはわれわれ歯科医師が、決して忘れてはならない顔なのである。

終りに、一章を分担執筆いただいた森山徳長先生に深謝申しあげる。また、写真撮影を担当ねがった熊木三夫氏、および清書・校正を手伝ってくださった中栄美栄子さんに感謝を捧げる。


昭和六十二年（一九八七）二月　過ぎゆく満四十五歳

中原　泉

凡　例

一、書名・論文名については、（　）内に＊印の数字を付し、巻末にその原著名・原論文名を掲げた。

一、人名については、巻末に原語名を掲げた。

一、写真については、巻末に出典を掲げた。

目　次

近代医学のはじまり

（16世紀）

中世を支配した封建制が衰退する十五世紀末、イタリアに口火を切った革新思潮は、フランスに波及し、ドイツに広がり、やがて全ヨーロッパを席捲《せっけん》した。百数十年に及んだその運動は、占星術や錬金術が栄え、キリスト教に依存しきった中世の文化を排し、古代ギリシアやローマ文化の復興を図る新しい波であった。

のちに、ルネサンス（再生）と呼ばれ、中世を峻別する文明活動である。

美術にミケランジェロ、ダ・ビンチ、ラファエロ、グレコ、文学にはダンテ、ボッカチオ、セルバンテス、シェクスピア、科学にはダ・ビンチ、コペルニクス、ガリレオ、宗教にルター、カルビンなど、あらゆる分野に近代文明の華を開かせた。

当時、医学界においては、ギリシア時代のヒポクラテス医学、ローマ時代のガレノス医学、アラビアのアビセンナ医学が、その医典を信奉する学派によって継承され、絶対的権威として実に千年以上にわたって揺るがなかった。

ルネサンスの波は当然、そうした迷信的魔術的医術がはびこる医学の世界にも及んだ。十六世紀中頃、かつて神に帰せられていた因習を脱し、自然の観察を基本として人体を探究する試みが、大胆かつ理性的に実行された。中世に君臨した医学体系に挑み、近代医学を切り開いたパイオニアとして、つぎの三人があげられる。

近代解剖学の祖　ヴェサリウス

近代内科学の祖　パラケルスス
近代外科学の祖　パレ

近代解剖学の祖

ヴェサリウス

Andreas Vesalius (1514–64)

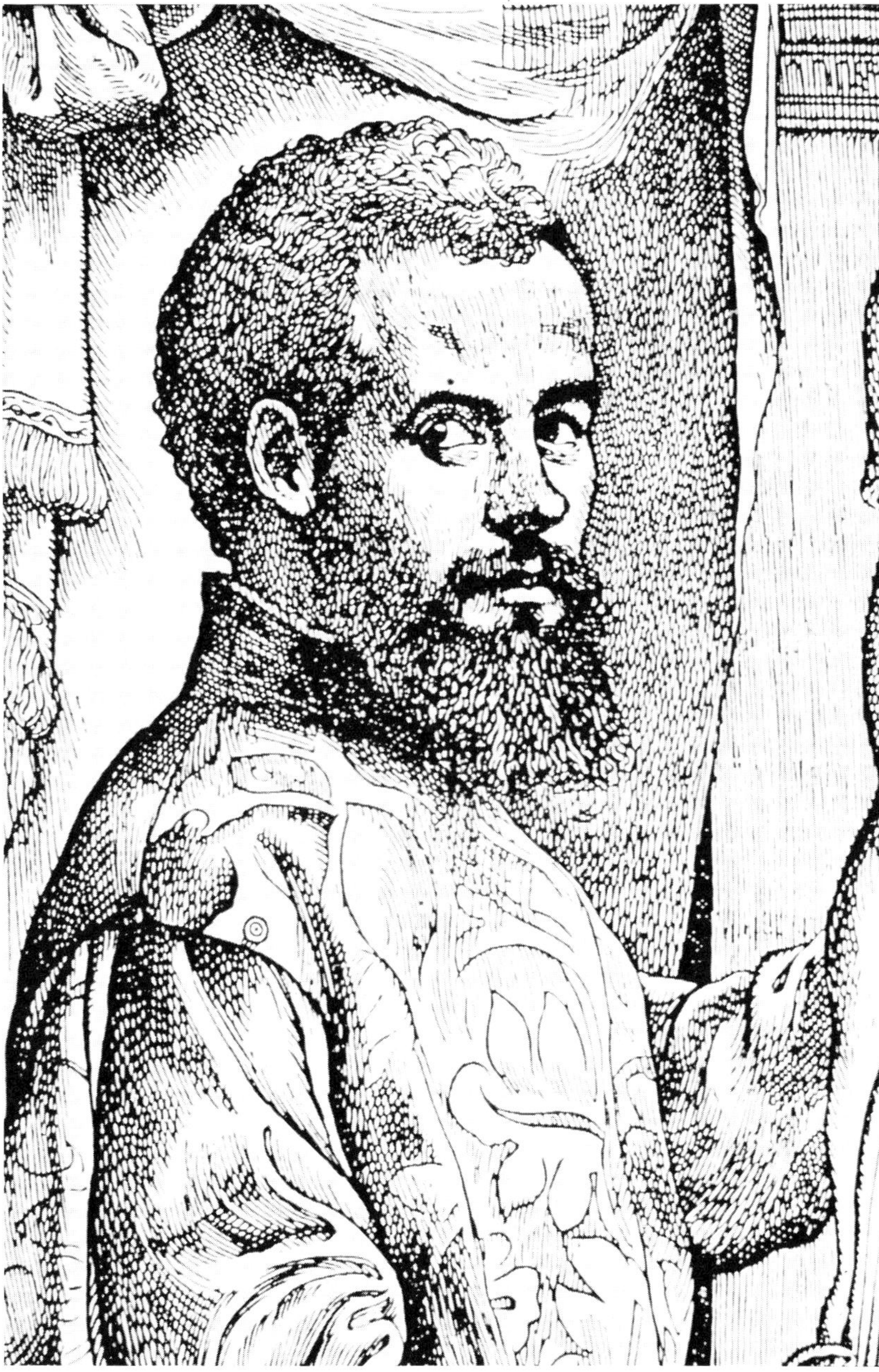

ヴェサリウス[1)]

一五一四年、ベルギーのブリュッセルに生まれ、パリでガレノス学派のジャック・デュボアのもとで解剖学を修めた。

一五三七年、二十三歳にして北イタリアのパドュア大学の外科学と解剖学の教授になった。当時、ベネチア共和国に属する学問の地、パドュアの自由闊達な気風に育まれて、未知の人体解剖の研究に没頭した。

六年後の一五四三年、その研究成果を一冊の書物として、スイスのバーゼルで出版した。それは『人体の構造に関する七章の書』（*1）と題する大判フェリオの、本文六六〇ページ、図版三百を越える大著であった。

その内容は、骨、筋肉、心臓、脳など七章より構成され、彼自らの飽くなき観察に基づいた人体の構造を、科学的かつ系統的に体系づけた画期的な解剖学書であった。

同著の価値を一層高からしめたのは、画家Y・S・カルカーの筆による美しい木版の図譜である。彼はダ・ビンチの透視図法を駆使して、人体組織を正緻を究めて描写した。

膨大な新知見を明解に記述した同著は、当時信奉されたガレノス学説の誤謬を仮借なく実証する結果となり、その権威を根底から揺るがした。とりわけ、心臓中隔孔と心臓骨が存在するという定説を否定したことは、衝撃的であった。

彼の名声は全ヨーロッパに鳴り響いたが、師デュボアはじめガレノス学派は周章狼狽し、

ヴェサリウス

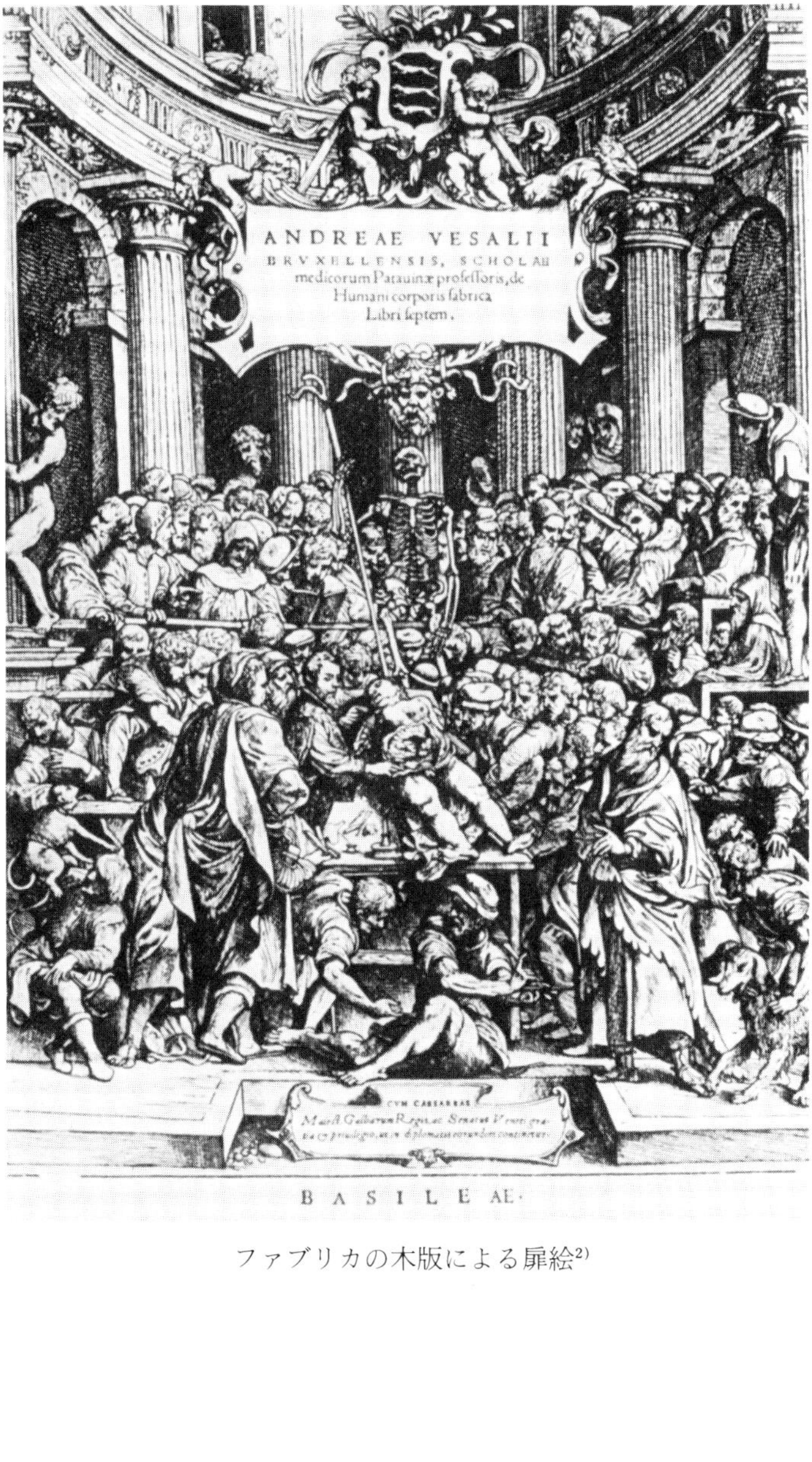

ファブリカの木版による扉絵[2)]

宗教家も加担して、轟々《ごうごう》たる非難と誹謗を浴びせた。その飛礫《つぶて》のなかで彼はパドュア大学を辞し、自らの研究の継続を断念した。渾身を注いだ同著の公表を果たし、弱冠二十九歳にして彼は燃え尽きたのである。解剖学を一挙に近代化し、医学そのものを近代科学に列して、その使命を終えたのだ。

同著は通称『ファブリカ（構造）』と呼ばれ、最高の医学書として、数百年にわたってヨーロッパ医学に影響を与えた。

その後、彼はイタリア皇帝の侍医として仕えたが、ふたたびベネチア、パドュアを転々し、一五六四年エルサレム巡礼の往途奇禍、五十歳にして客死した。

歯科方面においては、彼は数多くの頭蓋骨を検索して、単一である下顎骨を二骨としたガレノス定説を訂正する一方、歯の形態についてもかなり正確に報告し、歯髄腔の存在とその意義をはじめて明らかにした。

近代内科学の祖

パラケルスス

Paracelsus (1493–1541)

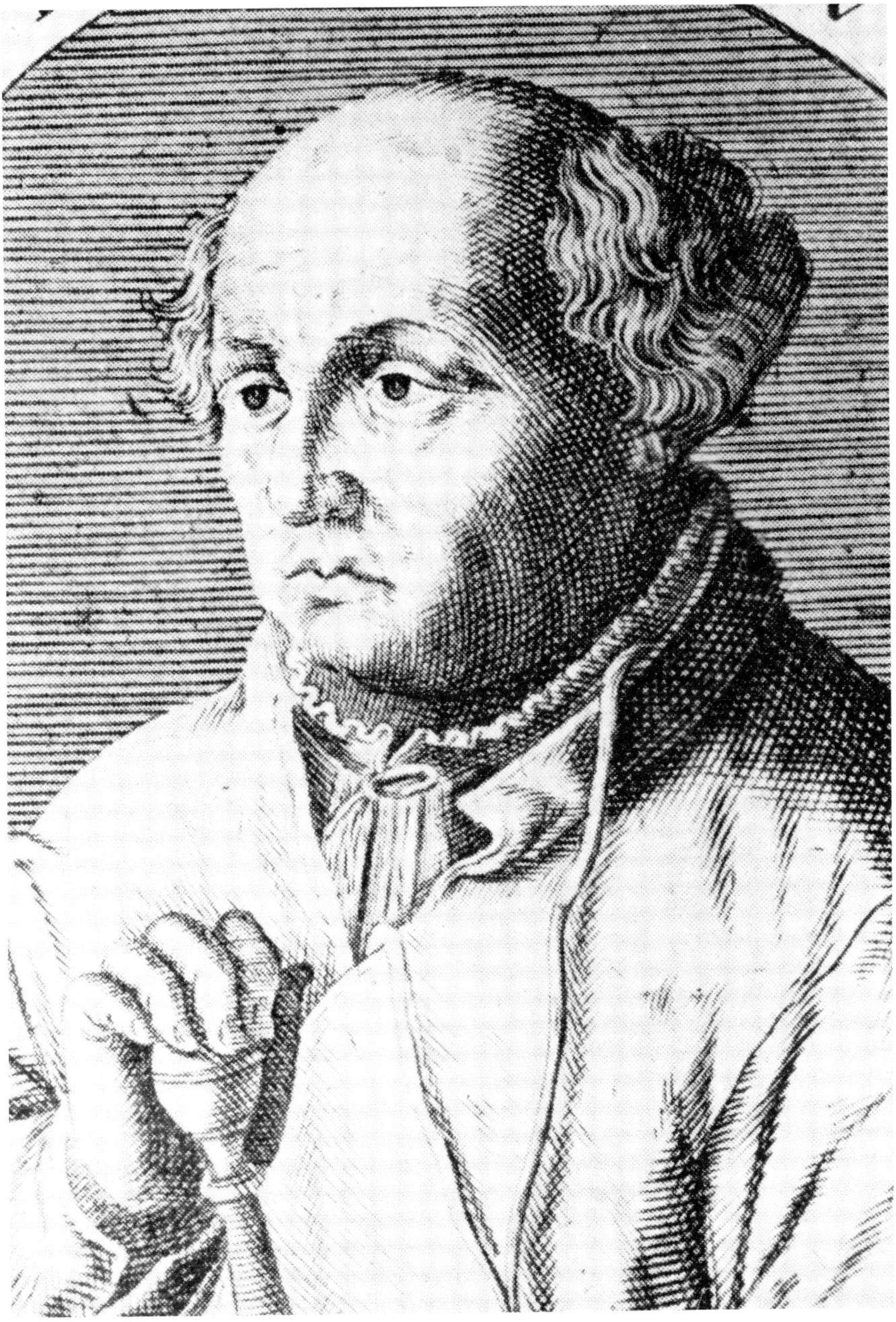

パラケルスス[3)]

一四九三年、スイスのチューリヒに近いアインジーデルンに生まれ、ウィーン大学で医学を修め、シュワルツで化学を学んだ。それから遍歴医師として欧州各地を巡り、旺盛な好奇心とリベラルな気質を増幅させていくうちに、ガレノス学派らの伝統的な医術に深い疑問をいだくようになった。

実は、彼の本名はホーヘンハイムであったが、その博学ぶりがローマ時代の大医学者ケルススを凌ぐとして、自らパラケルススと名のり、名医という評判と相俟って、それが通り名となっていた。その才気煥発な自信家が一五二七年、三十四歳にしてバーゼル大学の内科学の教授とバーゼル市の官医に迎えられた。

そこで、長らく鬱積《うっせき》していた革新思想が火を噴いた。教授や学生をまえに、古来の諸大家を鋭く攻撃し、権威に盲従する愚を仮借なく非難、自然観察と臨床経験を重んずべしと、滔々《とうとう》と説いた。講義には当時の学術語であったラテン語を放棄してドイツ語を採用、あまつさえ聖ヨハネの祭日に公衆の面前で、アラビアの医聖アビセンナの書物を焼き捨ててみせた。

そのあまりに性急で過激な言動は、伝統と慣習の破壊と映り、一斉に反感と反発を生み、教授はおろか学生までが彼に背を向けた。だが、その肺腑をえぐる毒舌と完璧主義は、彼自身、もはや制御できなかった。彼は就任十カ月足らずで、石を以てバーゼルを追われた。

ふたたび各地を放浪しながら、憑かれたように次々と研究成果を発表しつづけた。その行くところ毀誉褒貶《きよほうへん》が渦巻き、批判と賛美が入り乱れた。当時の梅毒治療法の誤りを指摘したことから、ライプチヒ大学から出版差止めを受けるという事件もあった。

彼の医学思想は、すこぶる独創的であった。的確な知識と突飛な着想、経験主義と神秘主義、自然科学と信仰心、明解と難解、正論と矛盾、理性と感情が混沌とし、分裂症的様相を呈していた。後年、彼は科学を採るか神を採るかで、迷走しつづけたのではないかと評された。

その思想のエキスを抽出すれば、生命現象を化学的法則によって律し、対症療法より原因療法を主張、種々の薬剤を開発して人体への薬理作用を解明し、化学療法への道を拓いたことであろう。

奇矯ともいえる強烈な個性ゆえ、一代の異端児は一五四一年、失意のうちに四十八歳で病没した。けれども、挺身して医学の革新をすすめたそのラジカルな活動は、ドイツを中心に長くヨーロッパ医学に影響を与えた。

近代外科学の祖

パ　レ

Ambroise Paré (1510–90)

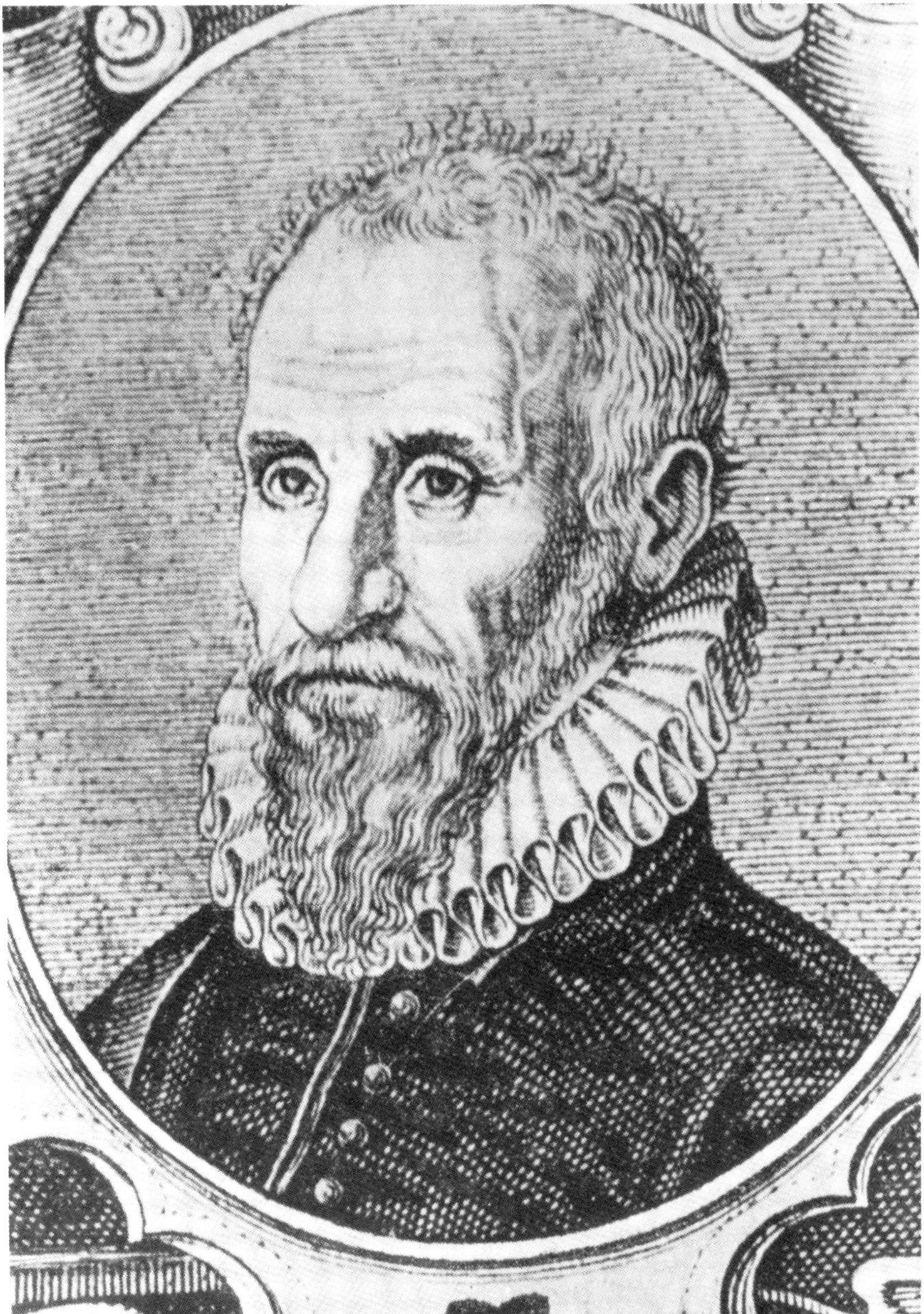

パ　レ[4)]

一五一〇年、フランスのラバルに近いブール・エルサンに生まれ、外科が理髪師による低級な業とされていた時代、パリの理髪外科師の徒弟として少年期を過ごした。ついで、大病院オテル・デューで数年間、見習助手として外科を修業した。

一五三六年、普（プロイセン）仏戦争に際し軍医として従軍、ここで銃創を熱油で焼灼する定法の愚を覚り、卵黄やバラ油を製した膏薬を貼付する新しい治療を試み、患者の苦痛を救った。一朝にして残酷な焼灼療法を追放した彼は、一躍、兵士たちの若き偶像となった。

この戦場でおびただしい症例を体験し、外科医としての腕を磨きながら、その天分を発揮、次々に独創的な療法や器具・器械を考案・改良していった。

停戦の合間の一五四五年、ガレノス学派のジャック・デュボアの勧めで、軍陣外科の経験をまとめた『銃創治療法』（*2）を発表した。

すでに一流外科医として尊崇されていたが、聖コーモ外科学院 College of St. Come の試験を受けて会員となる一方、謙虚にデュボアの指導を乞うた。温知な人柄ゆえガレノス学派に和して同ぜず、解剖学の研究に励み、後人に外科臨床における解剖学の重要性を唱導した。

一五五二年ふたたび開戦、このとき砲弾で粉砕された下腿の切断に際し、血管を結紮縫合する手術を行った。その卓抜した手技は、忘れられていた血管結紮法を甦えらせた。回復後、感謝を捧げる兵士に対し、「我は包帯するのみ、神が癒し給う」と答えたといわれる。

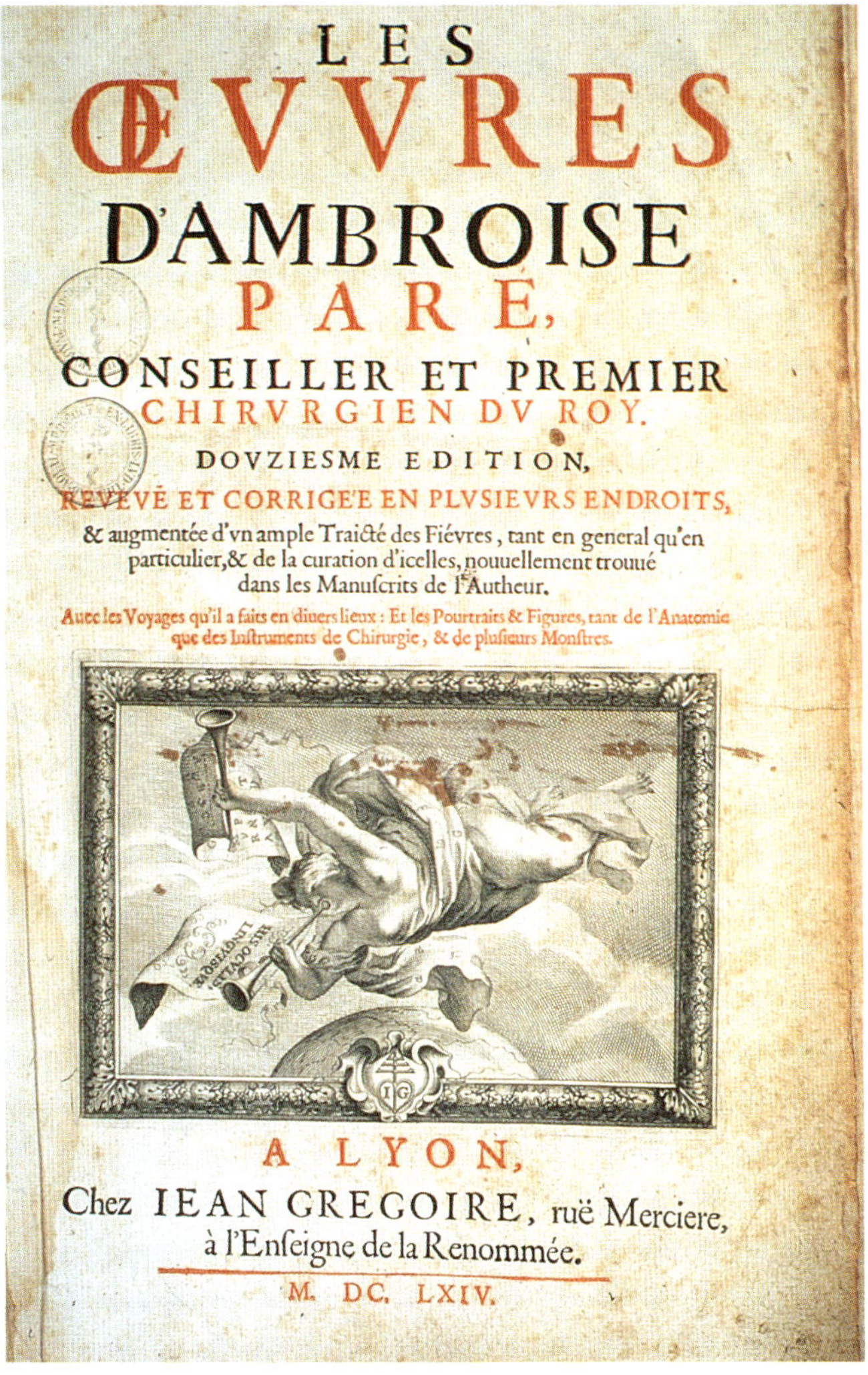
LES

ŒVVRES

D'AMBROISE

PARE,

CONSEILLER ET PREMIER

CHIRVRGIEN DV ROY.

DOVZIESME EDITION,

REVEVË ET CORRIGEE EN PLVSIEVRS ENDROITS,

& augmentée d'vn ample Traicté des Fiévres, tant en general qu'en particulier, & de la curation d'icelles, nouuellement trouué dans les Manuſcrits de l'Autheur.

Auec les Voyages qu'il a faits en diuers lieux : Et les Pourtraits & Figures, tant de l'Anatomie que des Inſtruments de Chirurgie, & de pluſieurs Monſtres.

A LYON,

Chez IEAN GREGOIRE, ruë Merciere, à l'Enſeigne de la Renommée.

M. DC. LXIV.

1664 年刊のパレ全集の扉[5)]

かく、自然の治癒力を明察していた努力家は、さらに治癒後の障害に精巧な義肢などを創案し、戦傷患者の再起に力を尽した。

一五七五年、その仕事の集大成として『アンブロワーズ・パレの著作』（*3）を出版した。それは大判一千ページに及ぶ大著で、『パレ全集』と呼ばれて、初版以来四十年間に八版を重ね、最高の外科学書として広く読まれた。

このように彼は一代にして、外科を内科にならぶ地位に高め、解剖学を基礎にした近代外科学を体系づけた。後半生を国王付の外科侍医長として仕え、一五九〇年、至福のうちに八十歳の天寿を全うした。

歯科方面においては、彼は口蓋栓塞子を開発して口蓋破裂の閉鎖を試みるなど、兎唇手術に優れた業績をのこした。また、抜歯鉗子などの歯科用器械の考案をはじめ、下顎の脱臼と骨折の整復法、口腔清掃法などを説き、歯牙再植術をはじめて臨床に応用したことでも知られている。

近代歯科医学のはじまり

（18世紀）

十六世紀はルネサンスの時代であり、自然を直截に観察するというその精神は、医学においては解剖学の開拓を促した。

十七世紀になると、ガリレオはじめ、ヨハン・ケプラー、フランシス・ベーコン、デカルト、ニュートンらによって、サイエンスの黄金時代を迎えた。彼らは数学と物理学に立脚し、実験と計量によって理論的法則を打ち樹てた。

そうしためざましい方法論は自然科学を急進させ、医学においても実験的研究が導入され、生体の生理作用の追究がはじまる。十六世紀を経験医学の時代、解剖学の時代とすれば、十七世紀は実験医学の時代であり、生理学の時代であった。

一六二八年、イギリスのW・ハーベイが、動物実験に基づく計測的分析によって、心臓の収縮活動による血液の循環という画期的な説を唱えた。ついで、イタリアのM・マルピギーが一六六一年、はじめて顕微鏡を用いて動静脈をむすぶ毛細血管を発見し、ハーベイの血液循環説を見事に立証した。これに相前後して、リンパ管や赤血球もみいだされ、生体の微細構造が次々に究められていった。

この生体機構を明らかにした血液循環説は、単に生理学領域にとどまらず、今日に至る近代医学の全野にわたる基礎になったといわれる。

つづく十八世紀は後世、啓蒙の時代と称され、天文学、物理学、化学、数学、生物学の知識がインテリ層から大衆レベルへ広がっていった。それと並行して、自然科学においては系統的な研究が推進され、学問の体系化がすすんだ。

医学もまた系統化にともなって、個性を強めながら分化傾向をたどり、しだいに独立した専門科として体系づけられていった。その意味から、十八世紀は医学の専門化の時代、と評することができよう。

そうした時流の一脈となった歯科医学のパイオニアとして登場するのが、つぎの三人である。彼らはおのおの、欧州におけるフランス語圏、ドイツ語圏、英語圏の歯科医学の発祥に先駆的な役割を果たした。

近代歯科医学の祖　フォシャール
近代歯科医学の祖　パッフ
近代歯科医学の祖　ハンター

近代歯科医学の祖

フォシャール

Pierre Fauchard (1678–1761)

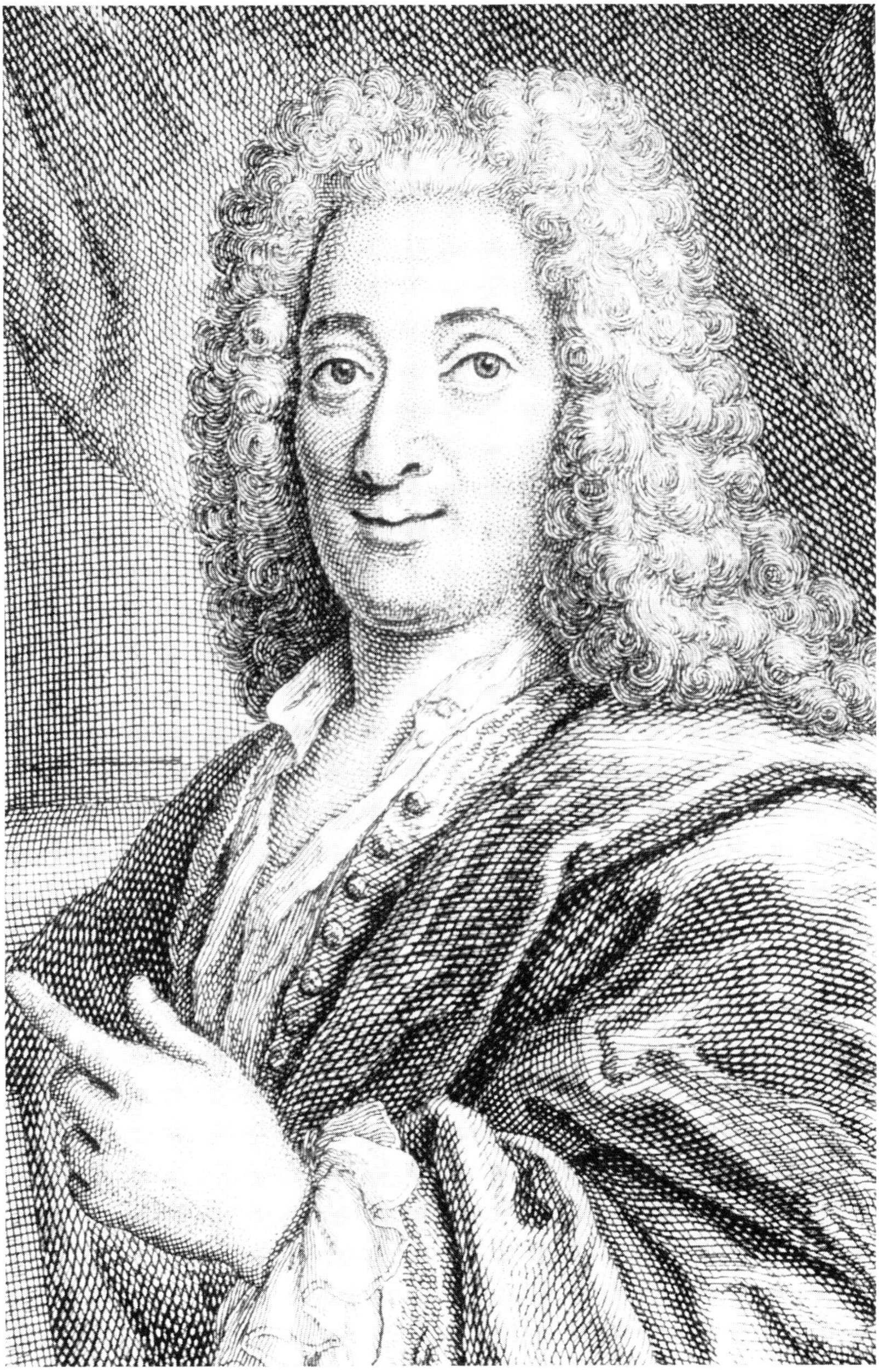

フォシャール[6)]

一六七八年、フランスのブルターニュ地方に生まれ、医術を修めるために海軍の外科見習生となる。艦上勤務に就くや、壊血病などによる重篤な口腔疾患の治療に追われ、口腔病に長じた軍医長A・ポトレルの指導のもとに、三年間にわたって豊富な経験をつんだ。一六九六年、軍隊を辞して十八歳で西仏のアンジェに開業する。

当時、外科医 Chirurgien はもとより、わずかながら歯科医 Dentiste も存在していたが、彼は自ら造語した「外科歯科医 Chirurgien Dentiste」を標榜し、世にでた。そこには、先駆者に共通する非凡な見識と進取の気性がみられる。

十八世紀初期は太陽王ルイ十四世治世下の黄金期であったが、巷では大道医者 Charlatan や理髪外科師 Barbier Chirurgien たちが、歯科医術まがいの療治を施していた時代である。当然、フォシャールの熟達した本格的な歯科医術は注目をあつめ、西フランスの一流臨床医として声望を馳《は》せた。

研究心旺盛なフォシャールは、臨床的な観察に限りない喜びを覚えながら、遭遇した難症例、自ら考案した治療器械や手術改良法などを折々に記録し、自分の仕事を厳しく省察して、つねに研鑽を怠らなかった。

一七一八年、四十歳のとき、当時ヨーロッパの中心になりつつあった文化華やかなりし首都パリに進出した。パリの中心街に診療所を構えた彼は、数少ない口腔領域の専門医として喧伝され、パリ内外の外科医たちから難病患者を託され、名実ともに首都の花形医となる。

彼がこの成功に甘んじていたら、市井の一医として終わっていただろう。彼は常々、外科学のなかで口腔領域が等閑に付され、歯科外科の教科書さえ皆無であることに不満を感じていた。当時は、自ら考案・修得したテクニックは門外不出で、誰もが秘術・秘法を売りものに己れの地位を誇示した時代であった。彼は幾多の先達が長年の経験から知りえた知識・技術が、継承されぬままに失われていくことを惜しみ、そうした牢乎《ろうこ》とした閉鎖性を打破することを決意する。

使命感に駆られて、長年にわたる膨大な雑多な臨床記録を整理し、歯科医術の専門書の執筆にとりかかった。彼は外科歯科医やその志望者向けの、実地臨床に役立つ実技教科書をめざして、平易に明解に具体的に解説することを期した。多忙な診療のかたわら慣れない作業のため、彼の情熱と勤勉をもってしても、およそ八年の歳月を要した。

一七二八年、五十歳にしてフォシャールは、『外科歯科医、もしくは歯の概論』(*4)を出版した。書題に外科歯科医を謳《うた》って、その存在を顕示し、担当する診療領域と業務を直截に認識させるべく意図したことはいうまでもない。それは医学史上、世界で最初の歯科医学書であった。

同著は、一六・五×九・五センチ判の二巻よりなり、通巻九一二ページに及ぶ。内容は第

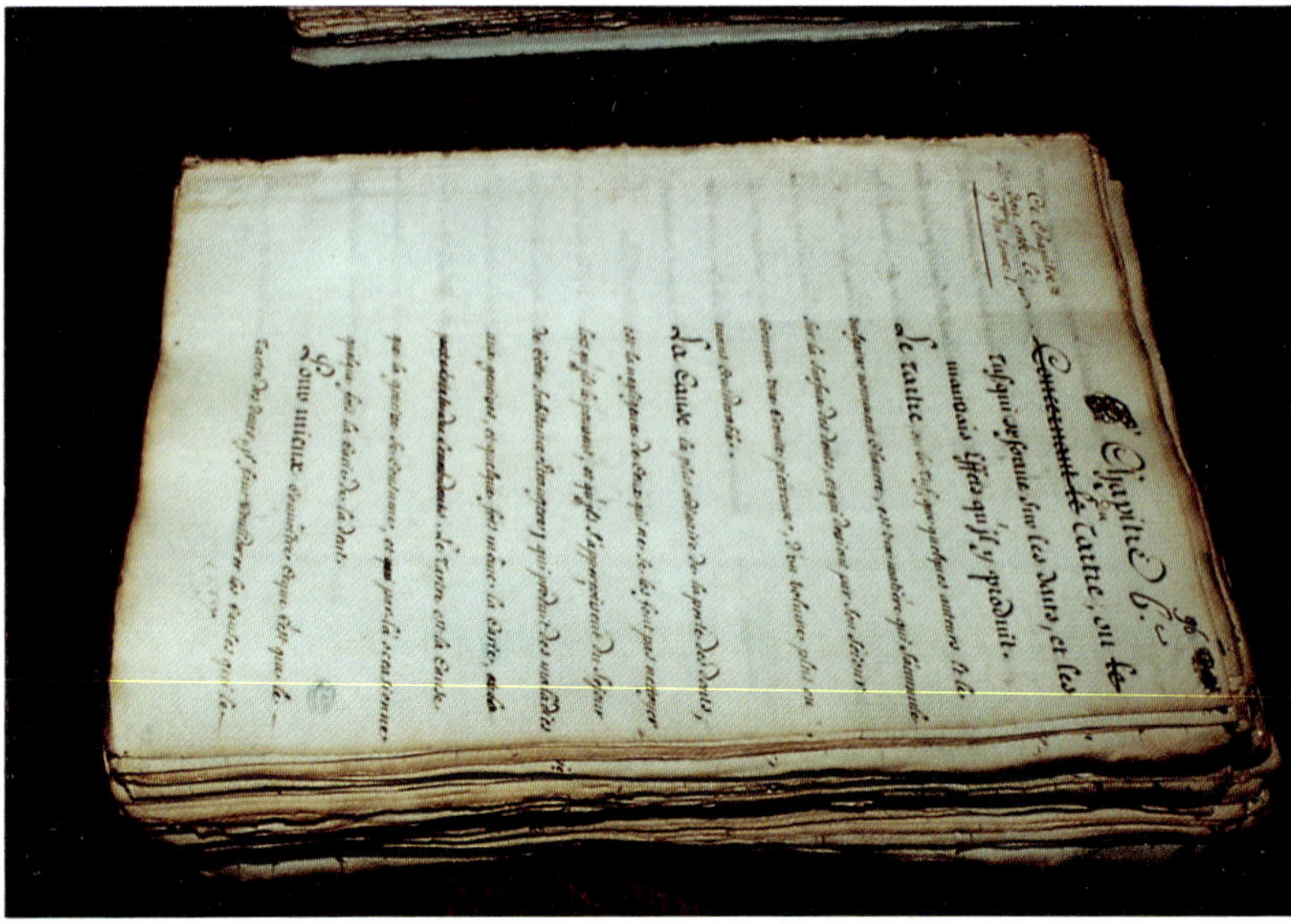

『外科歯科医』の初版の手稿[7)]

I巻が三十七章、第II巻二十四章から構成され、その計六十一章は第一部と第二部に大別できる。

第一部は、歯の構造や機能などを概説したあと、歯牙口腔に生ずる疾患百種類ほどを三グループに類別し、逐一、その治療法と予防法を詳説した。

第二部では、各種の手術法について解説し、なかでも著者自身が考案・開発した歯科用器械・器具とその使用法について詳述し、さらに自ら経験した特異な症例七十二ケースを提示した。

文中、理解を得やすいように四十枚の版画を挿入した。その線画によるシンプルな写生と図形には、発想の豊かさ、鋭い観察力、優れた洞察力、器用なテクニックなど、彼の大胆さと繊細さが描出されている。

各ページに卓抜した博識と豊富な臨床知見が充溢し、随所に彼の独創と個性を覗かせているが、同著の特色はつぎの五点に要約できる。

第一は、当時の歯科医術の最先端を中心に、基礎医学から関連医学、医用材料に及ぶ広範多岐な領域を包含している。

第二は、各疾患ごとに症状から治療法、予防法まで、即臨床に役立つ具体的事項を的確かつ平易に解説している。

第三は、歯牙口腔疾患と全身疾患との関連性を説いて、それを立証する数多くの症例を提示している。

第四は、口腔衛生の必要性を説いて、口腔衛生思想の啓蒙・普及を強調し、歯牙口腔疾患の予防を提唱している。

第五は、自ら考案・開発した器械・器具や手術法の創見を、惜しむことなく具体的に披露している。

なかでも、十八世紀初期にすでに、歯牙口腔疾患が全身の健康に重要かつ密接な関係があるという事実を認識していたこと、および口腔衛生の必要性と予防の有用性を唱道したことには一驚させられる。

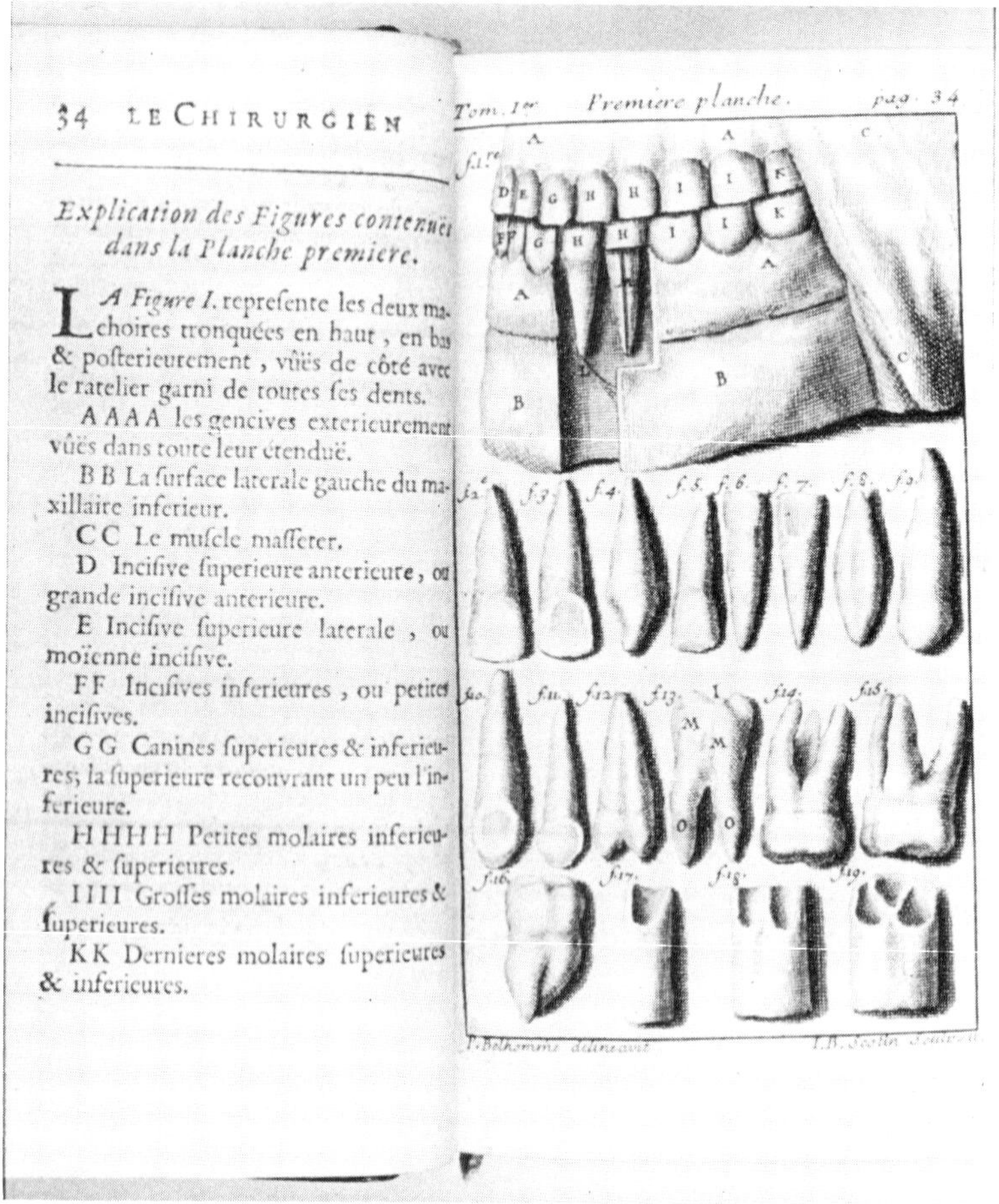
34 LE CHIRURGIEN

Explication des Figures contenuës dans la Planche premiere.

LA *Figure I.* repreſente les deux machoires tronquées en haut, en bas & poſterieurement, vûës de côté avec le ratelier garni de toutes ſes dents.

AAAA les gencives exterieurement vûës dans toute leur étenduë.

B B La ſurface laterale gauche du maxillaire inferieur.

C C Le muſcle maſſeter.

D Inciſive ſuperieure anterieure, ou grande inciſive anterieure.

E Inciſive ſuperieure laterale, ou moïenne inciſive.

F F Inciſives inferieures, ou petites inciſives.

G G Canines ſuperieures & inferieures; la ſuperieure recouvrant un peu l'inferieure.

H H H H Petites molaires inferieures & ſuperieures.

I I I I Groſſes molaires inferieures & ſuperieures.

K K Dernieres molaires ſuperieures & inferieures.

『外科歯科医』の本文ページと図8)

当時、固守すべき開業医の手の内をさらけだした同著に、医学関係者は衝撃を受けた。あわせて、近世初期の歯科医学の定説をベースに、自らの治験を折りこんだ的確な内容に目を瞠《みは》った。

とりわけ、全編を彩る豊富な実証例と鋭い臨床眼は彼らを驚嘆させた。それはまさに、科学的で系統だった第一級の専門医書であった。百年後の識者をして、〝今日でも最高の歯科医学書〟と称賛せしめ、さらに二百年ののち、彼の行った歯科医術は今日の原則とまったく変わりがない、と賛嘆させた内容だったのである。

それは、それまで香具師《やし》の職分とみなしがちだった医学関係者に、歯科医術への見方を改めさせる転機を与え、外科歯科医の地位を一挙に高からしめた。

それから一七四六年になって、彼は同著の第二版を刊行した。全編にわたって見直し洗い直しを行い、初版以降の貴重な症例と新しい研究成果を追加した、と充実ぶりを自賛しているが、十八年の充電期間をかけたにしては、増補の域にとどまっている。すでに功なり名遂げ、初版執筆時の圧倒的な気力も野心もなかったのだろう。

髄腔穿孔法の術式と歯槽膿漏症に関する解説が目新しい程度である。それでも、この再版本は、歯槽膿漏症について最初に記述した歯科医学書として知られており、のちに同症は彼の名を冠して、フォシャール病と称されるようになる。

かくして、当代一の外科歯科医として遇され、パリ郊外の豪荘な城館を別荘として、七十歳くらいまで患者を診ていたらしい。晩年、その荘館で悠々自適に過ごし、一七六一年、八十三歳で死去した。

十八世紀前期に先駆したフォシャールは、後世、「歯科医療を単なる生業から専門的職業へと向上させるために、彼ほど大きな影響を与えた人物は、歯科医学の全史を通じてみても見当らないだろう」と絶賛され、歯科医業を〝尊厳ある専門職〟たらしめようと努力したと評された。

今日、フォシャールはフランスのパイオニアにとどまらず、世界の国々から〝歯科医学の父 The Father of Dentistry〟という最高の尊称を献じられ、史上、近代歯科医学の開祖として位置づけられている。

近代歯科医学の祖

パッフ

Philipp Pfaff (1713?–66)

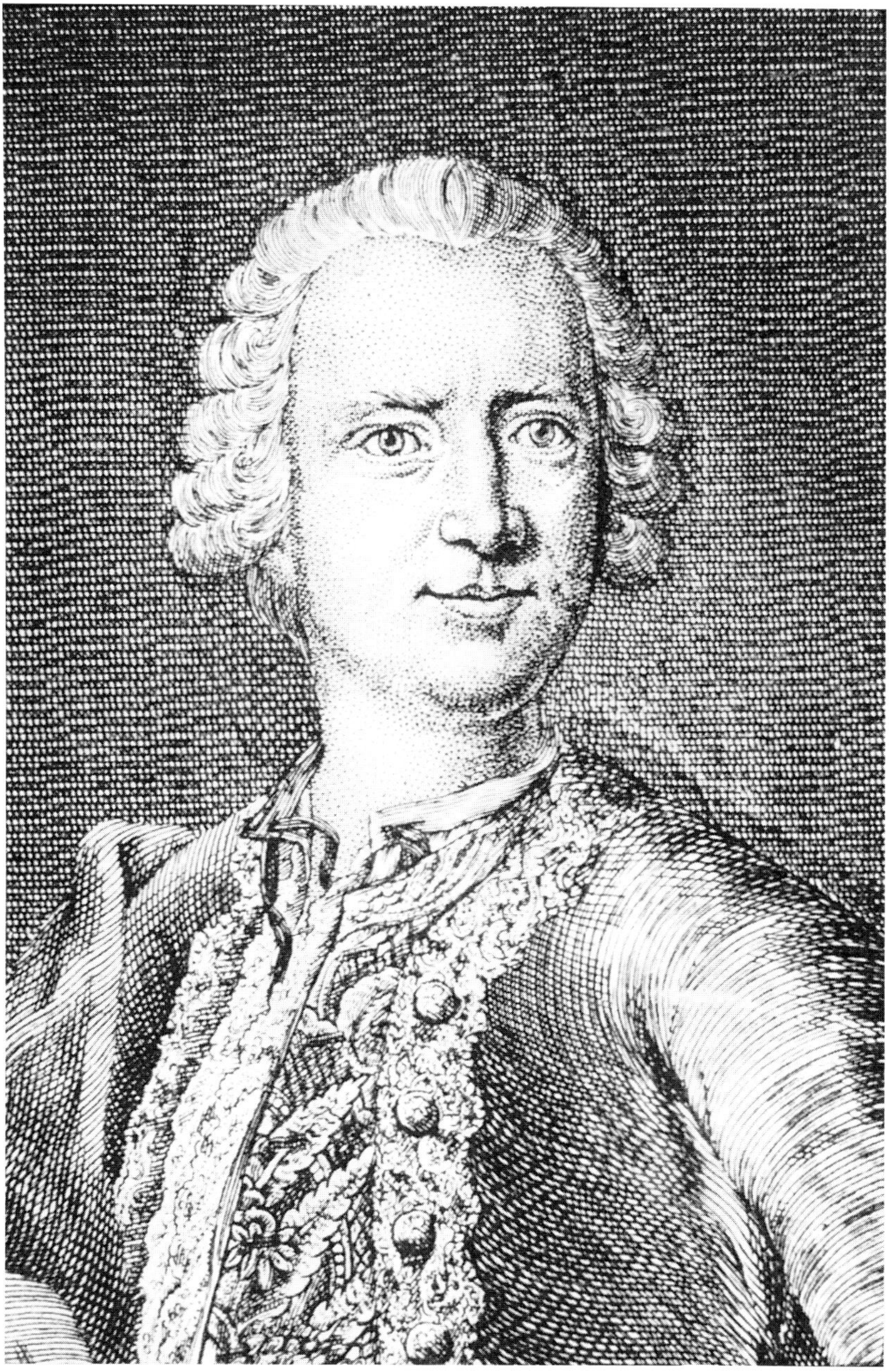

パッフ[9)]

一七一三年頃生まれ、フランス軍仕込みの外科医であった父の影響を受けて、外科医業組合での研修ののち、プロイセン軍の中隊付の軍医となった。軍医生活は十五年前後に及んだらしい。三十歳を過ぎた一七四四年、国王より外科医の免許状を受け、故郷のフィッシャーブリュッケで開業した。

一七五六年頃にフリードリッヒ大王（二世）の歯科外科侍医となり、さらに一七六四年には枢密顧問官に任ぜられたが、一七六六年、胸部疾患のため五三歳（?）で没した。

当時の医師としては最高位を極めたとはいえ、この閲歴だけでは後世、フォシャールに次ぐパイオニアとして遇されることはなかったろう。彼が今にその名をとどめるのは、一七五六年に『人の歯とその疾患に関する論文』（*5）を出版したことに由る。

それは、一七・五×一〇センチ判の一八四ページ（折込み銅版図七枚）の小著ながら、基礎から臨床応用に及ぶ系統的な歯科医学書として高く評価された。

フランス崇拝の色濃い時代、パッフは一七三〇年代前期にだされた訳書『ピエール・フォシャール氏のフランスの歯科医、もしくは歯に関する論文』（*6）に多くを学び、そのフォシャール著書のドイツ語版の影響を受けた。

彼は隣国の先達に比し、自らは簡潔な著述を心がけたことを強調し、本文構成を七十七章に分けて、歯の解剖にはじまり、歯と歯肉の保存的療法から補綴療法まで具体的に記載して

パッフ

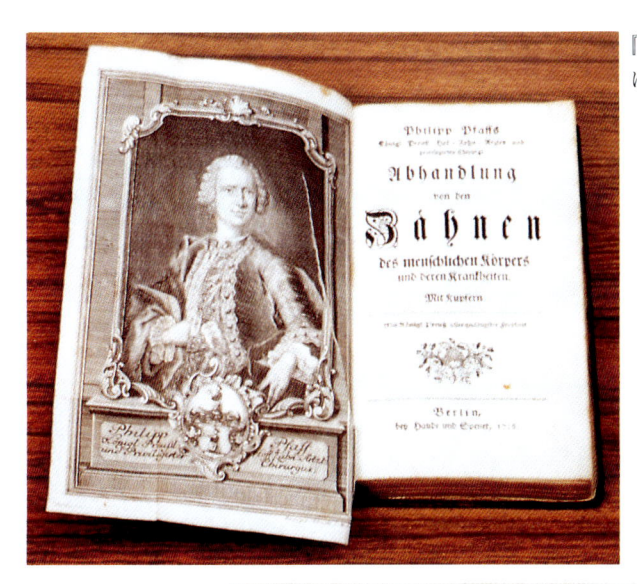

『人の歯とその疾患に関する論文』[10]

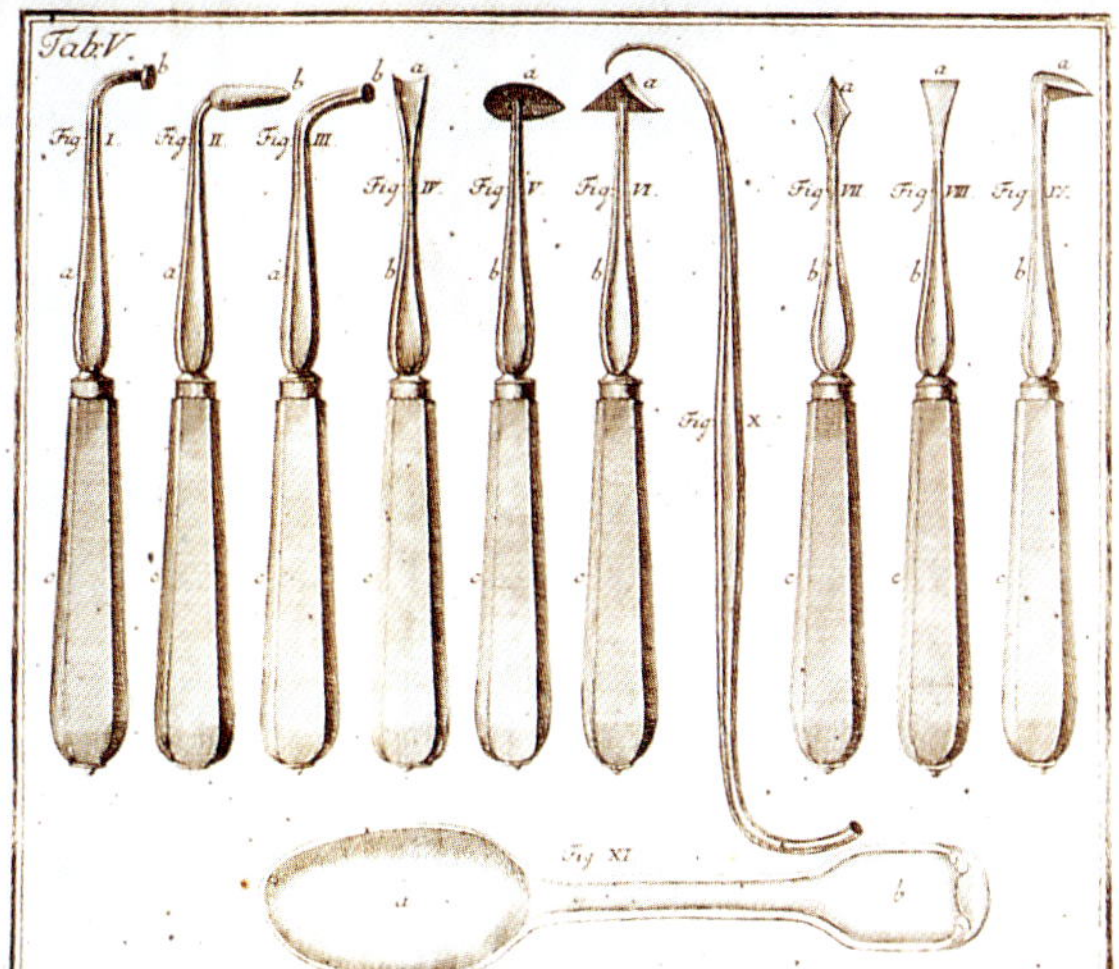

パッフの考案した歯科用器具[11]

いる。内容的には先人の見解の踏襲が少なくないが、露出歯髄を金片にて覆髄する直接覆髄法を推奨するなど、随所に彼の独創性が光っている。

なかでも、顎を封蠟（封緘に用いた蠟）で印象採得し、これに石膏を注入して模型をつくる方法をはじめて紹介した。この印象採得法の創案は、歯科補綴学上の一大ステップとして特筆されなければならない。

かく、フォシャールに後発したとはいえ、同著はドイツにおける最初の本格的な歯科医学書として頻読され、フィリップ・パッフの名を高からしめた。

近代歯科医学の祖

ハンター

John Hunter (1728–93)

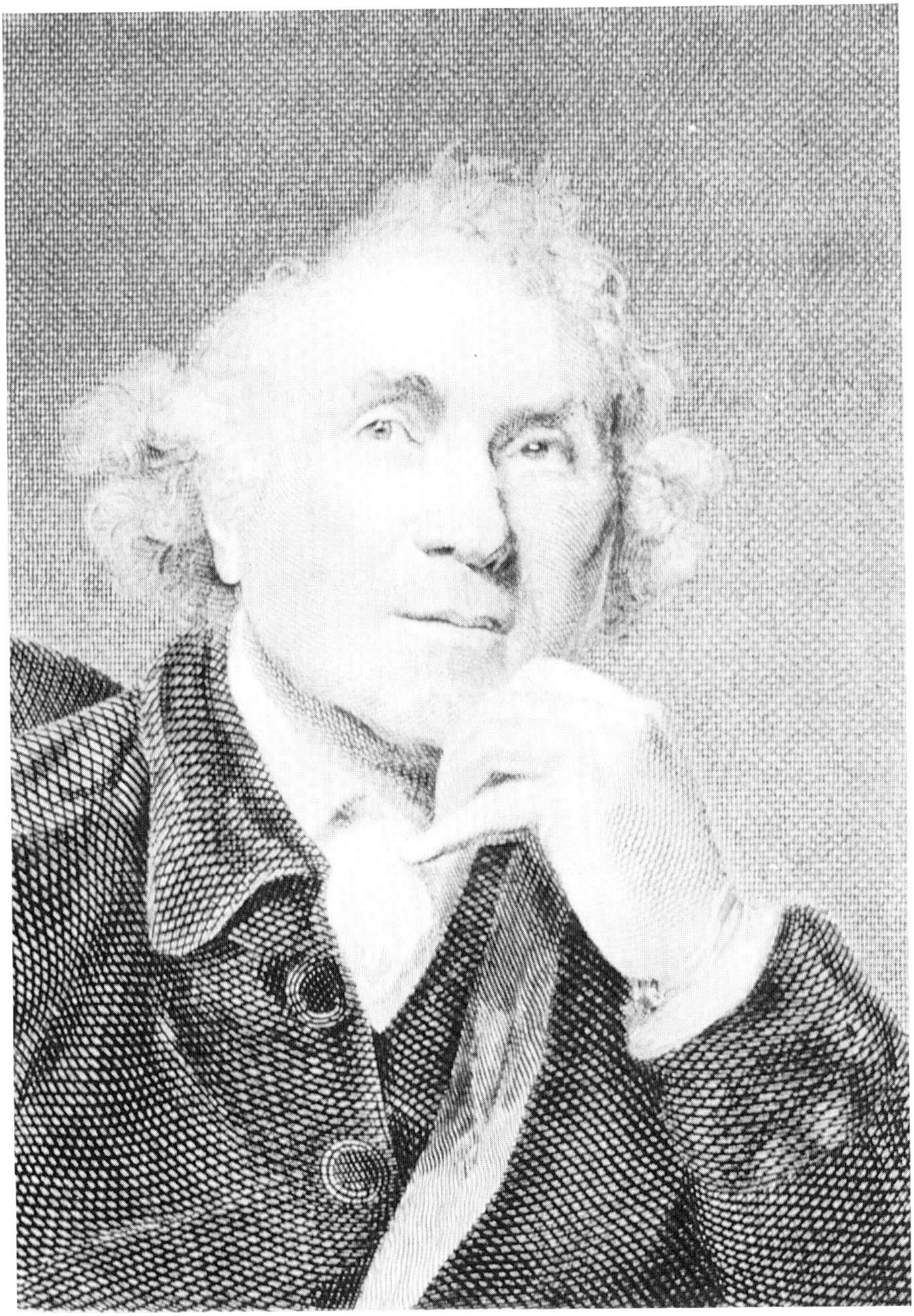

ハンター[12)]

一七二八年、スコットランドに生まれ、高名な解剖学者であり産科医であった兄ウィリアムの影響を受けて、ロンドンのチュルシー病院などで外科学を修めた。学究肌の彼は一七五〇年代中頃、兄のひらいていた私的な解剖学校に加わり、そこで解剖病理学の実験的研究に没頭し、独創的な観察力を発揮した。

その後、七年戦争（プロイセンに対するオーストリアの報復戦争）に際し、軍医として遠征、この従軍体験を通して軍陣外科学に長じた。

終戦後（一七六三年）、ロンドンにて外科を開業のかたわら、私塾をひらいて医学生の指導に当たった。一七六八年聖ジョージ病院の外科医となり、一七七六年に国王ジョージ三世の外科侍医、一七九〇年には軍医総監に任ぜられた。

この間、彼は動物実験と遺体の病理解剖を導入し、実験科学を通して生体反応の解明を試み、その研究分野は比較解剖学から、病理学、生理学、生物学、博物学の広範に及んだ。それら炎症、血液、創傷、性病などの研究は外科臨床に応用され、従来、経験のみに頼っていた外科学に科学的根拠を与え、その理論体系を構築していった。

透徹した実証主義者ハンターは、淋病と梅毒の病原体を追及して、淋病患者の膿汁を自身に接種したが、不運にも、その患者が梅毒にも罹患していたことから、両病を同一疾患と誤認したうえ、彼自身も業病に感染してしまった。自らの実験の犠牲者となった彼は、長い闘

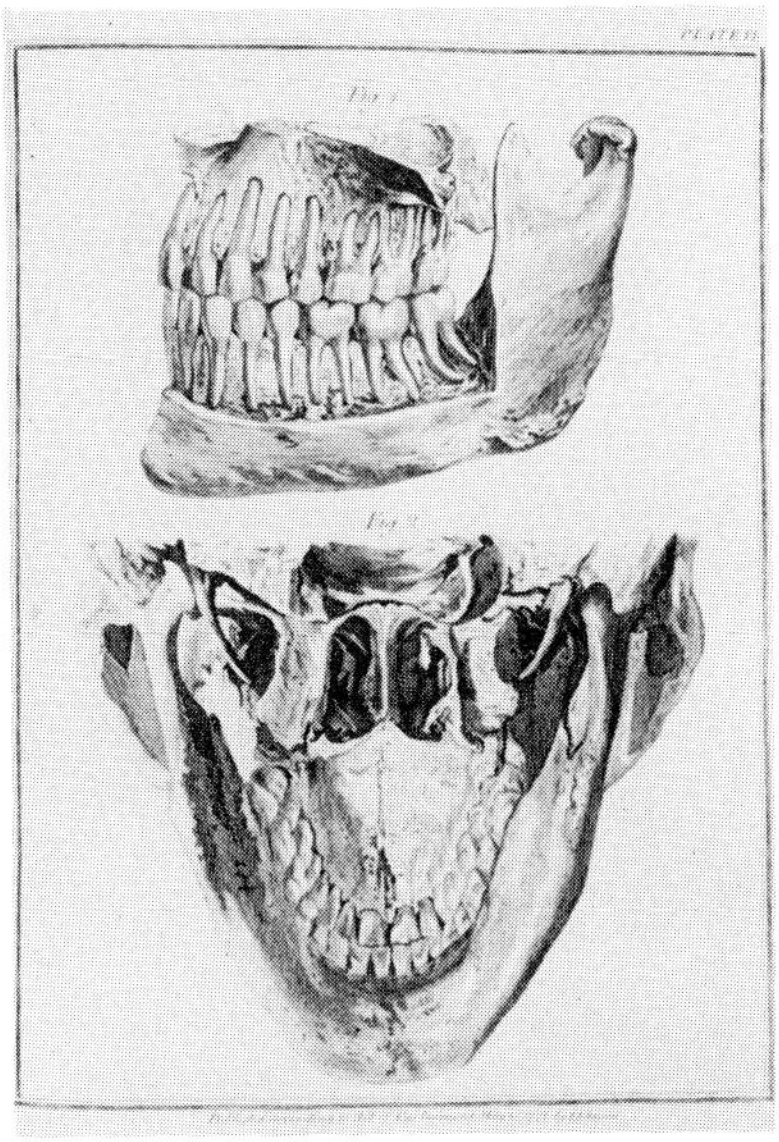

上下顎骨と歯の解剖図[14)]

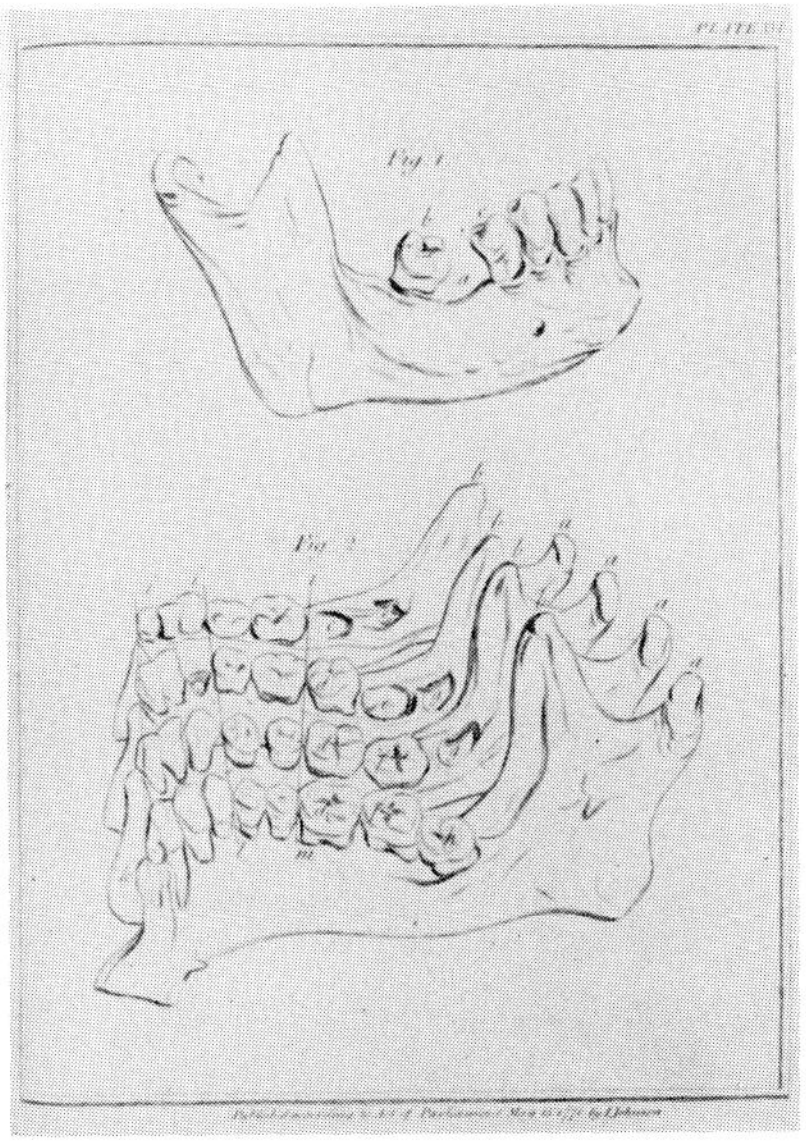

ハンターによる顎骨の描写図[13)]

病苦の末、一七九三年、梅毒性動脈瘤のため六十五歳で死した。

歯科にとって幸いであったことは、ハンターが歯牙口腔領域に知的欲求を傾注したことである。当時、フランス、ドイツにはるか先行されていたイギリスの歯科医学は、彼によって一転、欧州大陸を凌駕《りょうが》することになった。

彼は一七七一年に処女作『人の歯の博物学』(*7)(二五・五×二〇センチ判、一二八ページ、銅版図十六枚)を著し、歯の構造、作用、形成成長、疾病を科学的に説き、エナメル質の組織構造を詳説し、はじめて歯を分類して各歯に学名を与えた。

さらに一七七八年には、その補足と

して『歯の疾病の実際論』（*8）（同判の一三六ページ）を前著と合冊で出し、歯科治療法を詳述した。なかでも、充填前に歯髄を失活する保存療法を推奨し、歯槽膿漏症（歯周病）では、病変が歯肉縁からはじまり歯根端へむけて漸進することを明らかにしたことは特筆される。

同著は十九世紀中頃まで版を重ね、欧州五言語に翻訳され、一八三九年にはアメリカにおいても刊行され、広く欧米の歯科臨床をリードした。

なお、ハンターの私塾時代の門下生の一人に、エドワード・ジェンナーがいた。若き彼は、疱瘡（天然痘）の予防法について師に教えを乞うた。ハンターは「考えるより、まず実験を試みよ But why think ? Why not try the experiments ?」と激励したという。ジェンナーが牛痘法を開発するのは、それから四半世紀後のことである。

歯科医育機関のはじまり
（19世紀）

十八世紀に近代歯科医学を開花させたパイオニア――フォシャール、パッフ、ハンターの時代を過ぎて十九世紀になると、舞台は欧州から新興のアメリカに移る。

アメリカには、欧州から渡ってきた歯科医師や歯科を専門とする医師が開業していた。彼らの多くは、自ら修得した職人的な経験則を秘術・秘法として固守し、医術の普及とその継承に頑なに背を向けていた。

歯科志望者はそうした臨床医に師事し、いわゆる徒弟として見様見真似で修業するほかなかった。当時、優れた歯科医学書はなく、歯科医師の同業団体もなく、世界の何処にもいまだ正規の歯科医育機関はなかったのである。

一八四〇年、メリーランド州の一隅、ボルチモア市に小さな歯科医学校が創られた。ボルチモア歯科医学校 The Baltimore College of Dental Surgery ――世界で最初の歯科医育機関であった。長い徒弟修業の世を脱して、歯科医学教育の新しい時代の扉がひらかれたのである。

ついで、一八四五年にオハイオ歯科医学校、一八五六年ペンシルベニア歯科医学校（一八七八年にペンシルベニア大学に移管され、同歯学部となる）、一八六三年フィラデルフィア歯科医学校（のちにテンプル大学歯学部）、一八六七年ハーバード大学歯学部、一八七五年ミシガン大学歯学部が各州に次々と創立され、新規の体系だった教育を受けた歯科医師を輩出していった。

ちなみに、各国における最初の歯科医育機関は、イギリスでは一八五九年ロンドン（メトロポリタン歯科医学校、一八六三年閉校）に、カナダでは一八七五年トロント、オランダは一八七七年ユトレヒト、フランスは一八八〇年パリ、スイスは一八八一年ジュネーブ、ドイツは一八八四年ベルリン、デンマークは一八八八年コペンハーゲン、日本は一八八八年東京（東京歯科専門医学校、翌年閉校）、フィンランドは一八九二年ヘルシンキ、スウェーデンは一八九八年カロリンスカ、中国は一九一〇年成都（四川医学院口腔医院、のちに華西医科大学口腔医学部）、韓国は一九二二年京城（京城歯科医学校、のちにソウル大学歯学部）に、おのおの地名を冠した歯科医学校が創立された。

こうした歯科医師の系統的な教育の必要性を認識し、その実現に先駆したのはつぎの二人であった。

ボルチモア歯科医学校の創立者　ハイデン
ボルチモア歯科医学校の創立者　ハリス

ボルチモア歯科医学校の創立者

ハイデン

Horace H. Hayden (1769–1844)

ハリス

Chapin A. Harris (1806–60)

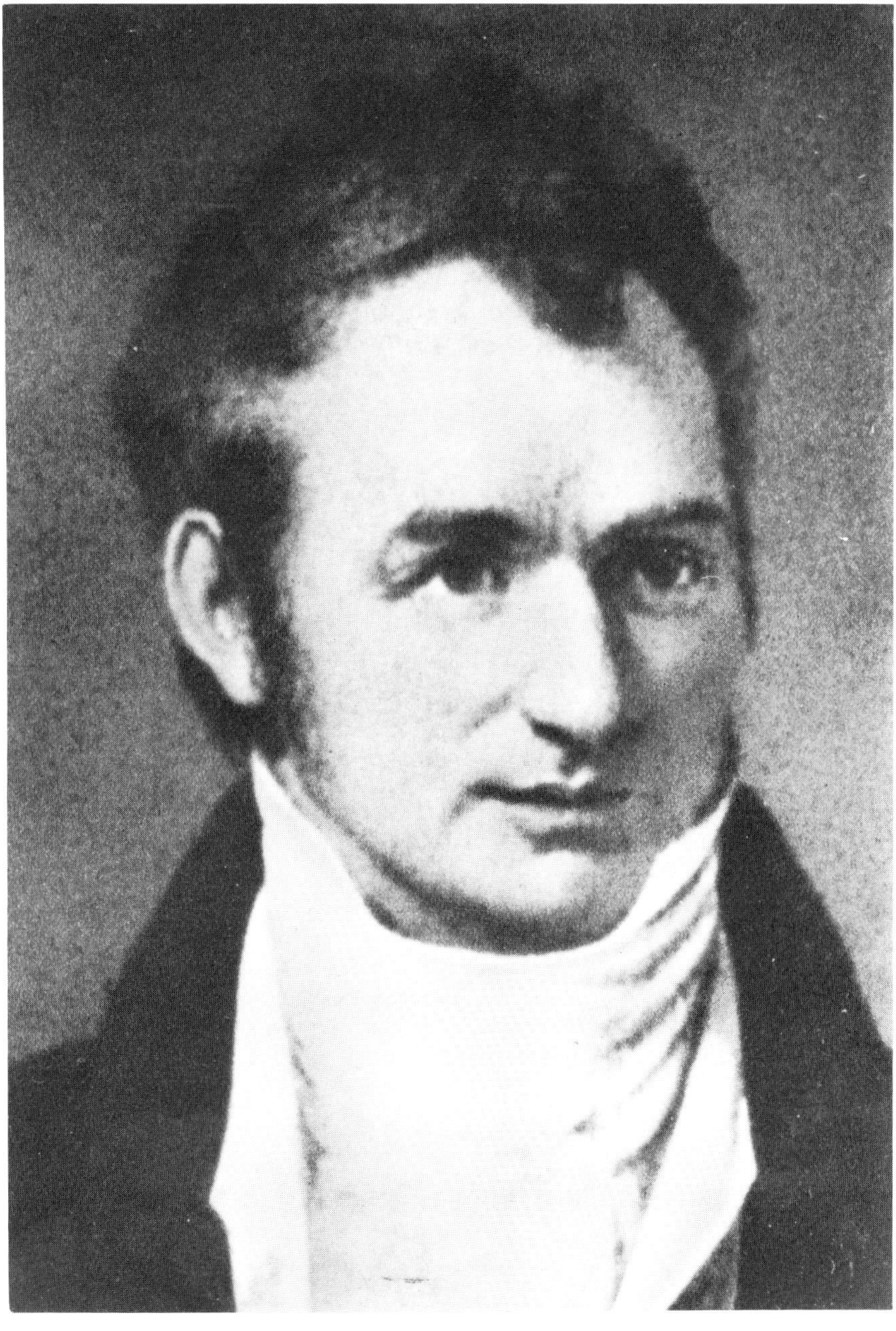

ハイデン[15]

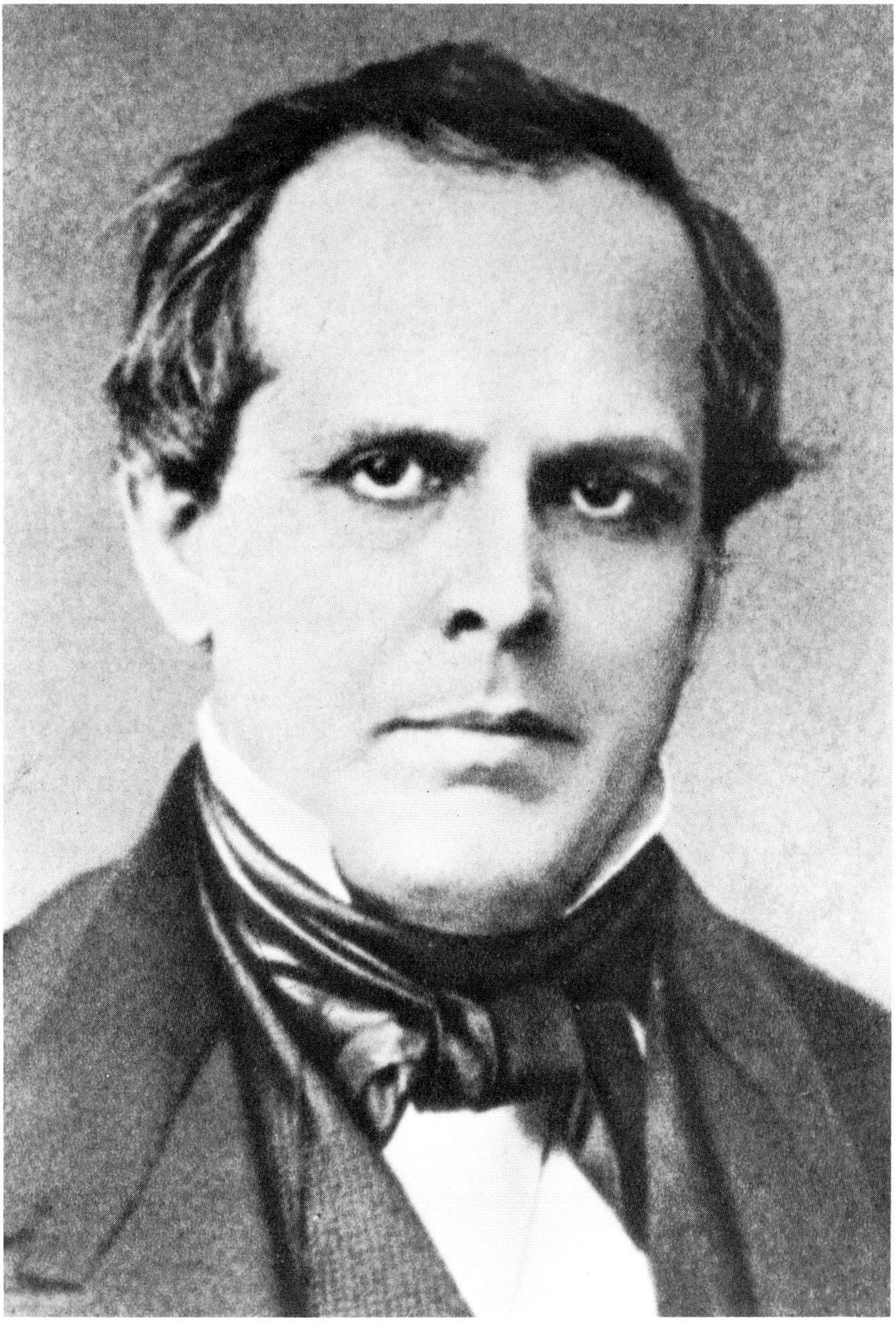

ハリス[16)]

ハイデンは、一七六九年コネチカット州ウィンゾルに生まれ、ジョージ・ワシントンの主治医であった歯科医師ジョン・グリーンウッドの影響を受け、ニューヨークで彼に師事し、一八〇〇年、東部メリーランドの小都市ボルチモアにて歯科を開業した。それから四十年、彼は一介の臨床医として診療の日々を過ごした。

その間、メリーランド大学医学校で基礎医学を聴講したり、一時期、自分の診療所で夜間に私塾をひらいて歯科志望者を指導したり、生理学・病理学の研究に専心し、医学雑誌にその成果を発表したり、乞われて二年間ほど、同医学校で歯科学の講義を担当するなど、教育研究者としての一面をのぞかせ、関係者の信望が厚かった。

その彼の長らく眠っていた資質を呼びさましたのは、ハリスとの出会いであった。

ハリスは、一八〇六年ニューヨーク州ポンペイに生まれ、医師であった兄の影響により医学を修め、医術修業のため各地を転々し、一八三〇年過ぎにボルチモアを訪れた。そこでハイデンの知遇を得た彼は、急速に歯科の道へ傾斜していった。三〇年代中頃には、同地を永住の地とさだめて歯科を開業した。

四十年近い年齢差を超えて、歯科教育に対する情熱に意気投合した彼らは、養成機関の設立を決意し、この至難な計画を実行に移した。そして、メリーランド大学医学校に、歯科学講座を付設するよう積極的に働きかけた。それは、同医学校の一分科として歯科を設置し、歯科専門の医師を養成することを企図したからであった。

だが、彼らの真摯な要請は、にべもなく拒否された。歯科を蔑視した医学校理事会は、同じ医学としての包容を拒んだのである。これがのちに、〝歴史的肘鉄《ひじてつ》 The Historical Rebuff〟といわれる出来事であった。

痛烈な肘鉄を食らった二人は、挫けなかった。医学校への憤りが、初志をいやがうえにも燃えあがらせた。彼らは医師教育との訣別を決意、当初の計画を大きく変更し、医学校とは別個の養成機関、すなわち歯科医学校の創設をめざした。まさに、その独創は、歯科の行方を決定する〝歴史的な方向転換〟であった。

ハリスは老成ハイデンを支えて、有能なオルガナイザーとしての才を発揮し、この前例のない計画に邁進した。今度は、徒弟教育の減収を恐れる開業歯科医師の嫌がらせや妨害を排しながら、一八三九年、メリーランド州に独立の歯科医学校の設立認可を申請した。

翌一八四〇年二月一日、同州より認可。

開校は、それから九カ月後の十一月であった。開校が遅れたのは、当時歯科志望者の数は少なく、学生が集まらなかったからである。同十一月三日、漸《ようよ》う五名の学生を迎えて開講した。

校長はハイデン、教頭はハリスで、専任教員として二名、ほかに非常勤教員十五名が教育

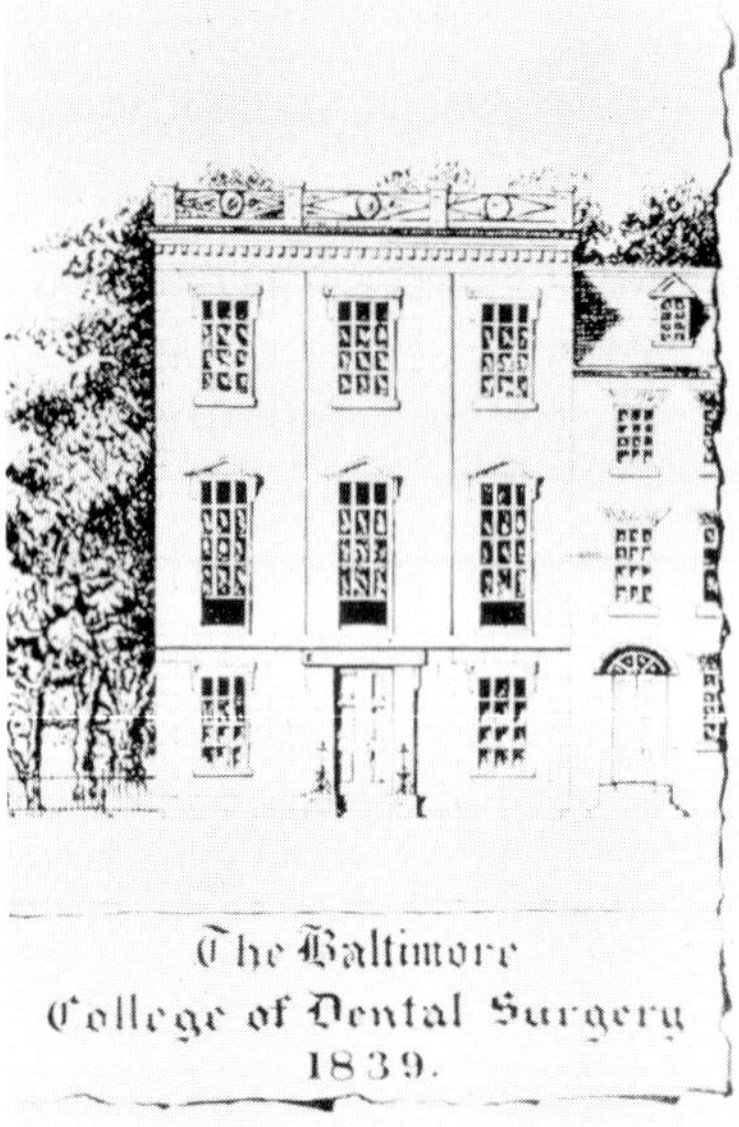

創立当時のボルチモア歯科医学校[17)]

に当たった。ハイデンは歯科病理学・生理学、ハリスは実地歯科学を担当した。

同校は、医学的素養を身につけた歯科医師を養成することを建学の目的として、校名にDental Surgeryを謳《うた》い、学科目中に大幅に一般医学を採り入れ、卒業生にはDoctor of Dental Surgery（DDS）の称号を与えた。

修業年限は一年であった。けれども、当初は学生確保のため徒弟経験のある者は四カ月間としたので、翌一八四一年三月九日、記念すべき第一回の卒業生二名を送りだした。その一名は、後年、粘性金箔の発明で知られるロバート・アーサーであった。

それから四年後の一八四五年、ハリスの友人であり門下生であったジェームス・ティラーが、シンシナティにオハイオ歯科医学校Ohio College of Dental Surgeryを開設した。同校は、発祥校であるボルチモアの教育システムに倣った。

二十余年遅れて一八六七年、ナサーン・キープらによって、ボストンにハーバード歯科医学校 Harvard Dental School が創られた。同校は、はじめて総合大学の学部の一つとして設置された。それは実に、歯科教育が大学教育に昇格したことを意味する画期的な前進であった。それに伴って、修業年限は二カ年に延長された。

つづくミシガン大学（一八七五年）、ペンシルベニア大学（一八七八年）はそのハーバード方式を踏襲し、以降、歯科教育の質的向上にむけて、大学歯学部が増加していくことになる。

さて、名コンビによる大業は、歯科医学校の創設にとどまらない。かねてハイデンは、歯科医師の組織確立を持論としていた。それは、歯科医師の親睦交流と学術研鑽を図り、医師会に伍して社会にアピールできる専門団体が必要であることを痛感していたからだ。

ここでも、盟友ハリスが提唱者ハイデンを擁して、ふだん交流も少なくバラバラの歯科医師や歯科専門医師の間を精力的に奔走、ボルチモアを基盤にしてニューヨーク、フィラデルフィアに結集を呼びかけた。そして一八四一年、この三都市の歯科医師を糾合して、アメリカ歯科医師会 American Society of Dental Surgeons を設立し、初代会長にハイデンが就いた。

同会は、全米を謳ってはいるものの、東部地区に限局した団体であり、十五年後に解散の憂き目をみるが、世界で最初の歯科医師団体であった（全国規模の組織として現在の American Dental Association, ADA が結成されるのは、一九二六年まで待たなければならない）。

歯科医師会設立に際し、ハリスはハイデンと計って、前年自らが創刊した定期刊行物『アメリカ歯科医学雑誌 The American Journal of Dental Science』を、同歯科医師会の機関誌として提供した。

同誌（『アメリカ歯科医学雑誌叢書 The American Journal and Library of Dental Science』と改題）には、当時の歯科界のリーダーが健筆をふるい、創設期における情報の交換と知識の普及に大きな役割を果たした。同誌はのちにふたたびハリスの私有に帰し、彼の死によって廃刊となるが、まぎれもなく世界で最初の歯科医学雑誌であった。

さらにハリスは、一八三九年にだした処女作『歯科医学』(*9)を改訂し、一八四五年に『歯科医学の原理と実地』(*10)（六〇〇ページ）を出版した。同著は、もっともポピュラーな教科書として、十九世紀末に至るまで版を重ねた。

加えて彼は、『歯科医学辞典』(*11)の編纂（一八四九年）をはじめ、その恐るべき勤勉と情熱をもって、数多くの著述や翻訳を手がけた。

このように偶然、ボルチモアで出会ったハイデンとハリスによって、最初の歯科医学校、最初の歯科医師会、最初の歯科医学雑誌が創られたことから、文字どおり同地は、歯科医学の発祥の地、歯科医師の揺籃の地となった。

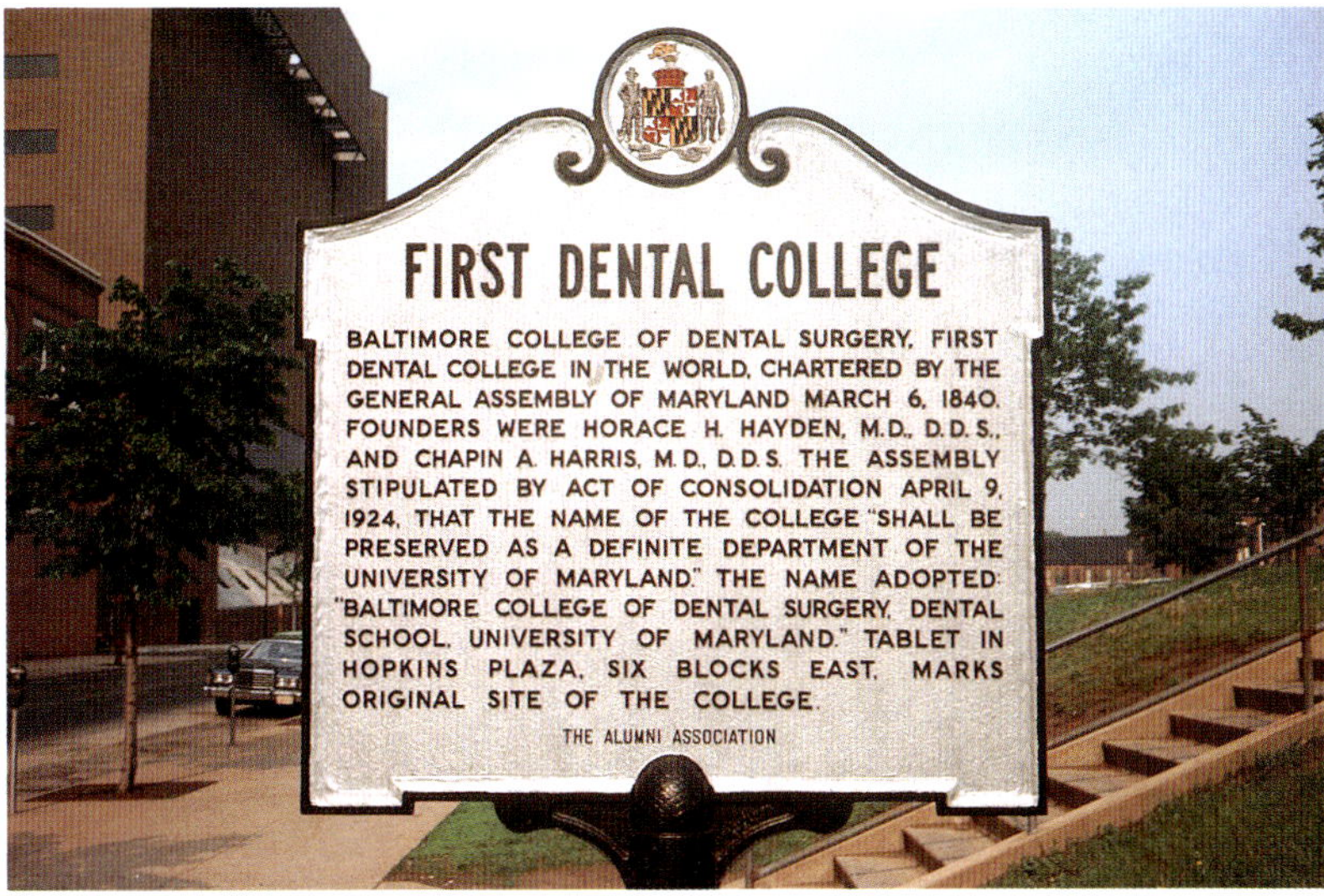
FIRST DENTAL COLLEGE
BALTIMORE COLLEGE OF DENTAL SURGERY, FIRST DENTAL COLLEGE IN THE WORLD, CHARTERED BY THE GENERAL ASSEMBLY OF MARYLAND MARCH 6, 1840. FOUNDERS WERE HORACE H. HAYDEN, M.D., D.D.S., AND CHAPIN A. HARRIS, M.D., D.D.S. THE ASSEMBLY STIPULATED BY ACT OF CONSOLIDATION APRIL 9, 1924, THAT THE NAME OF THE COLLEGE "SHALL BE PRESERVED AS A DEFINITE DEPARTMENT OF THE UNIVERSITY OF MARYLAND." THE NAME ADOPTED: "BALTIMORE COLLEGE OF DENTAL SURGERY, DENTAL SCHOOL, UNIVERSITY OF MARYLAND." TABLET IN HOPKINS PLAZA, SIX BLOCKS EAST, MARKS ORIGINAL SITE OF THE COLLEGE.
THE ALUMNI ASSOCIATION

メリーランド大学歯学部内にある記念板[18)]

前後するが、ボルチモア開校から四年後の一八四四年、ハイデンは七十五歳の生涯を終えた。ハリスという強力なパートナーを得て、彼の積年の夢と願いは、実に晩年の数年間で一挙に華ひらいたのである。

ハイデンの死後、校長となったハリスは、一八四六年に附属医院を開設して臨床教育システムを確立するなど、歯科医育機関としての充実に全力を傾注した。けれども彼の在任中、学生は毎学年十五名程度にすぎず、学校経営はハリスという篤志家の献身的な努力によって支えられたのである。

ボルチモアを訪れてから二十五年、エネルギッシュに疾走してきたハリスは自ら命を擦りへらし、一八六〇年、過労のため五十五歳にして急死した。彼の死したあと、遺族の手元にはわずか八十五ドルしか残らなかったという。

その後ボルチモア歯科医学校は、一九二三年にメリーランド大学に合併された。この最初の歯科医学校を記念して、今日でも同校の名称は同大学歯学部名と並記されている。

The Baltimore College of Dental Surgery
Dental School, University of Maryland at Baltimore

麻酔法のはじまり
（19世紀）

麻酔法の開発は、医学における一大革命であった。それは医学史上、牛痘法と消毒法にならぶ三大功績の一つと評されている。

麻酔のなかった時代の手術、それは医者にとっても患者にとっても、恐ろしい一刻であった。患者は、恐れおののきながらこの日を迎え、手術室に入れられただけで失神する者も少なくなかった。彼らは死刑囚のごとくベッドに緊縛され、口には猿轡《さるぐつわ》を噛ませられた。周りには苦しみ暴れる患者を押さえるために、屈強な若者たちが控えていた。

外科医は傍らの器具台から鋭いメスを取りあげ、死んだように青ざめて患者に向かうのだった。手術室からは、拷問のような悲鳴と叫喚が洩れ、まさにそこは阿鼻地獄であった。患者には、外科医は間違いなく鬼にみえたことだろう。恐怖のあまり、戦慄のメスが走った瞬間、断末魔の叫びをあげてショック死した女性もいたという。

この苦痛を短時間で終わらせるために、彼らは迅速手術に心血を注いだ。一分間で膀胱結石の除去を行ったとの記録もある。ある高名な外科医は、戦傷患者の四肢切断手術を十分程度ですませたという。

このように十九世紀初期まで、外科にとって術中の疼痛が最大の障害であり、そこに外科医学の限界があった。

そのころ、外科手術における無痛法といえば、粗製な効き目のない薬剤に頼るのがせいぜいで、多くはウイスキーやシャンペンで患者を酔わせて手術をしていた。フランスの名高い外科医・解剖学者A・ベルポウは一八三九年、「外科手術で痛みを免れようとするのは、現代では望んでも許されない空想だ」と慨嘆したという。

それからわずか五年後に、夢といわれた無痛手術が達成されるのである。この難題を解決する手がかりを与えたのは、化学者たちであった。

当時、催眠作用のある気体として、亜酸化窒素とエチル・エーテルが注目されていた。十八世紀後半に炭酸ガスや酸素などのガス体の発見が相次いだ。その一つであった亜酸化窒素は毒性があり、伝染病を媒介するとさえいわれていた。

イギリスの若き化学者H・デービィはこの有害な気体に挑戦、硝酸アンモニウムから亜酸化窒素ガスを精製し、勇敢にも自らそれを吸いこんだ。そのとき彼は、心地よい眩暈《めまい》を覚えて、妙に陽気になって笑いださずにはいられなくなった。それから自製の機密性ガスタンクで吸入実験を繰り返し、この気体には催眠効果があることを証明した。

一八〇〇年、彼は『主として亜酸化窒素もしくは脱燃素亜酸化窒素とそのガス交換に関する化学的哲学的な研究』(*12)(五八〇ページ)をロンドンで出版、文中、吸入により智歯の炎症の痛みを軽減した事実を記述し、その実験成績の結論として、亜酸化窒素は痛覚を消失せしめる作用をもっているので、出血の少ない外科手術に応用できうるだろう、とその可能性を示唆した。

この愉快な気分に誘う性質をもった気体は、誰いうともなく「笑気ガス Laughing Gas」と呼ばれ、人々の興味をそそった。勇気ある実験者が二十二歳の若さであったことが、その人気に輪をかけた。デービィは、イギリス王立研究所の講師に任ぜられ、ロンドンの社交界の花形となる。

けれども当時、その神の啓示のごとき示唆に、注意を払う医学関係者はいなかった。

わずかに一八二四年、イギリスのシュロプシャーの外科医H・H・ヒックマン（一八〇〇-三〇）が、炭酸石灰と硫酸から生じる二酸化炭素のガス（炭酸ガス）を、動物に吸入させて感覚を消失させ、苦痛を与えずに手術を試みた。この一連の動物実験を通して、手術時の患者の痛みを除くことができると確信した。

その年のうちに、彼は小論『仮死状態について』（*13）を発表したが、二十四歳の若さゆえか、動物実験の域をでないためか、王立協会などはこの報告を黙殺した。彼は医学界の偏見を恐れて、自分の主張を患者で証明しようとはしなかったのだ。同協会の会長になっていたデービィでさえ、なんら興味を示さなかった。

やむなくヒックマンは、フランスのパリ医学アカデミーに審査を求めたが、なぜかここでも無視され、失意のうちに三十歳で夭折する。

一方、エチル・エーテルは医療方面において先行していた。すでに十八世紀後期にバーミンガムで、喘息や百日咳の発作を鎮めるため溶剤として用いられ、一八〇五年にはアメリカのボストンの外科医J・C・ワーレン（一七七八－一八五六）が、肺結核の末期患者にエーテル溶剤を与えて苦痛をやわらげた。このように、せっかく喘息発作や激痛の緩和にまで使われながら、もう一歩踏みこんで疼痛の消失に利するには至らなかった。

このエーテルに関しても、化学者が重要な示唆を与えている。それは、デービィの弟子のM・ファラディであった。彼は王立研究所で師の助手を務めながら実験にいそしむうち、硫黄エーテルの蒸気に空気を混合した霧状エーテルを吸入すると、亜酸化窒素と類似した効果が現れることを突きとめた。

一八一八年、『硫黄エーテルの蒸気の吸入効果』（*14）と題して、『科学と芸術雑誌』にエーテルの催眠効果を報告した。しかし、それは二ページの短報にすぎなかったためか、医療に結びつけて注目する向きはなかった。

それでも、一八二〇年代はじめには、アメリカでは幾人かの医師によって、エーテルの吸入により無痛効果を得られることが承認されるのだが、それでも後障害を恐れて実際に外科手術に試みる者はいなかった。

このタブーに挑戦したのは、ジョージア州ジェファーソンの医師であり薬剤師のC・W・

ロング（一八一五‐七八）である。彼はたまたま、弟子入りしてきた青年から、数年前にエーテルを多量に吸入して昏睡状態に陥った子供が、一時間ほどあとに覚醒し、なんらの障害も残さなかったという話を耳にした。医学生時代に、エーテルによる催眠実験を見学した経験を重ねあわせて、彼はエーテルの有用性に確信をいだいた。

そこで、頸部にできた二つの小さな腫瘤に苦しむ友人J・M・ヴェナブルを口説いた。彼はエーテル遊戯の常習者だったので、抵抗は少なかった。タオルに滲ませたエーテルを吸入させたあと、患部を切除した。術中、患者はメスが触れるのも感じなかったという。一八四二年三月三十日のことであった。

六月六日、同じ方法でもう一つの腫瘤も除去した。この結果に自信を得たロングは、一年間に一、二例程度であったが、それからも患者を選んでエーテル治療をつづけた。患者のなかには手術時の快感を忘れられず、吸入だけを乞う者もあったらしい。彼の診療記録には、「手術時のエーテル二ドル、手術なしのエーテル二十五セント」と記された。

彼は南部の僻村にあって、このエーテル治療法を自分の患者の範囲にとどめ、公表しなかった。驚嘆すべき無痛手術を実施しながら、二十六歳のロングは、自らの行為の重要性を認識していなかったのである。それに気づいて慌てて世に報じたのは、一八四九年末になってからであった。認定を求めて果たせなかったヒックマンに対し、彼は知らずしてその機を逸したのである。

当時アメリカでは、人々の間に亜酸化窒素や霧状エーテルを吸入する遊戯 Laughing Gas Drunks や Ether Frolics が流行した。彼らは、こうした気体を一種の発酔剤として吸い、楽しみ浮かれたのである。今のシンナー遊びに似て、若者たちのなかには、吸入しすぎて昏睡状態に陥る者もあった。とりわけエーテルは、娯楽に用いることは危険であるという警告が、再三だされる有様だった。

こうした遊戯を広めたのは、巡回講演師たちであった。彼らは一座を組んで田舎町を巡って、「笑気ガス実験会 Exhibition of Laughing Gas」などと称する講演会を催した。まず気体に関する通俗的な講義をしたあと、気分を爽快にすると聴衆から希望者を募って、その効果を実験してみせるのである。そして彼ら被験者が陶酔状態に陥り、笑い、喋り、歌い、跳ね、踊りだす様を、抱腹絶倒しながら見物するという趣向である。この悪趣味なお楽しみショーは、〝笑気パーティ〟と呼ばれて各地に広まっていた。

医学を改革した麻酔法は、瓢簞《ひょうたん》から駒がでるように、この巡回興行から生まれた。その麻酔法の開幕を巡る歴史的なドラマを演じるのは、つぎの二人である。

麻酔法の開発者　ウェルズ

麻酔法の普及者　モートン

麻酔法の開発者/普及者

ウェルズ

Horace Wells (1815–48)

モートン

William Thomas Green Morton (1819–68)

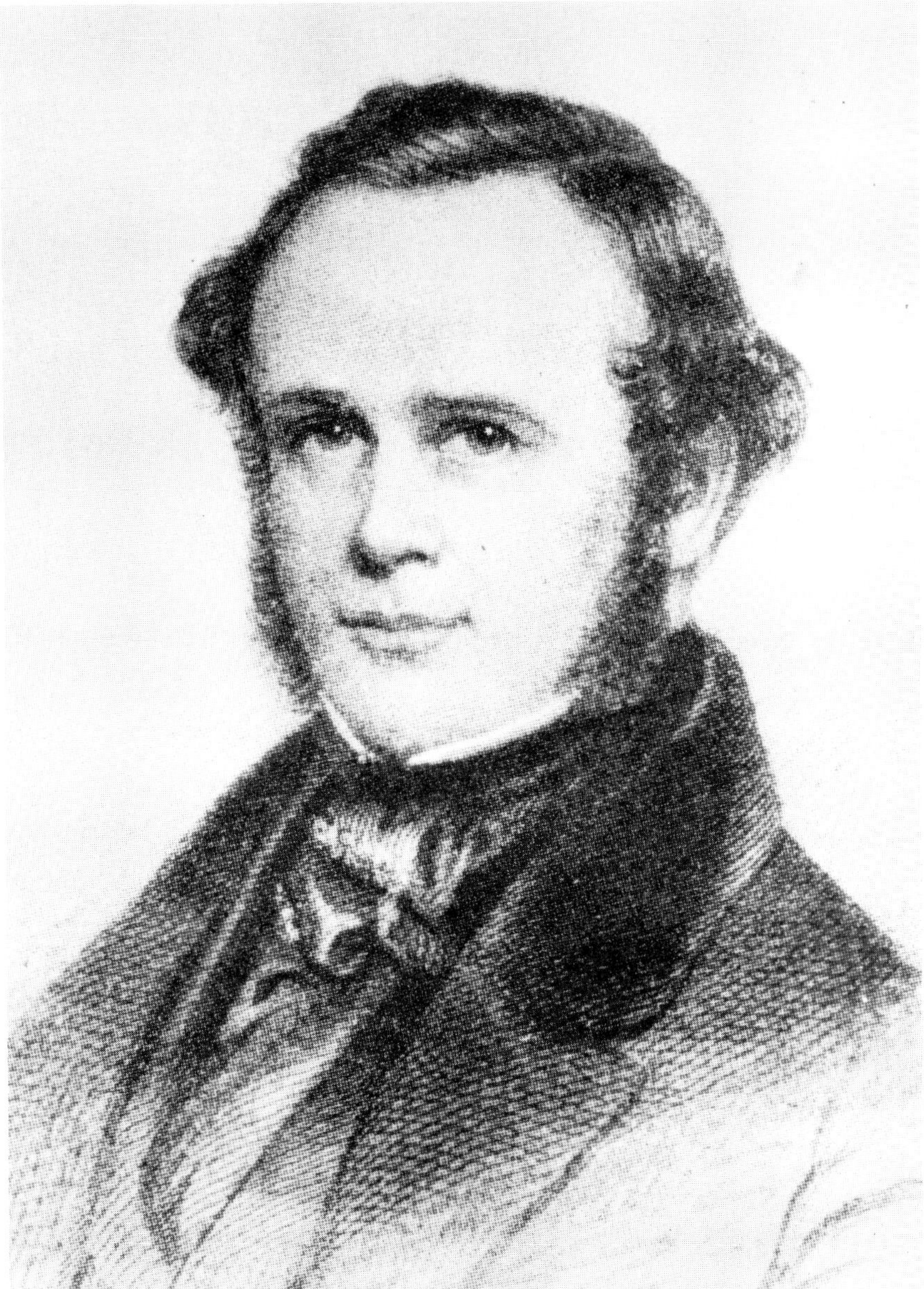

ウェルズ[19]

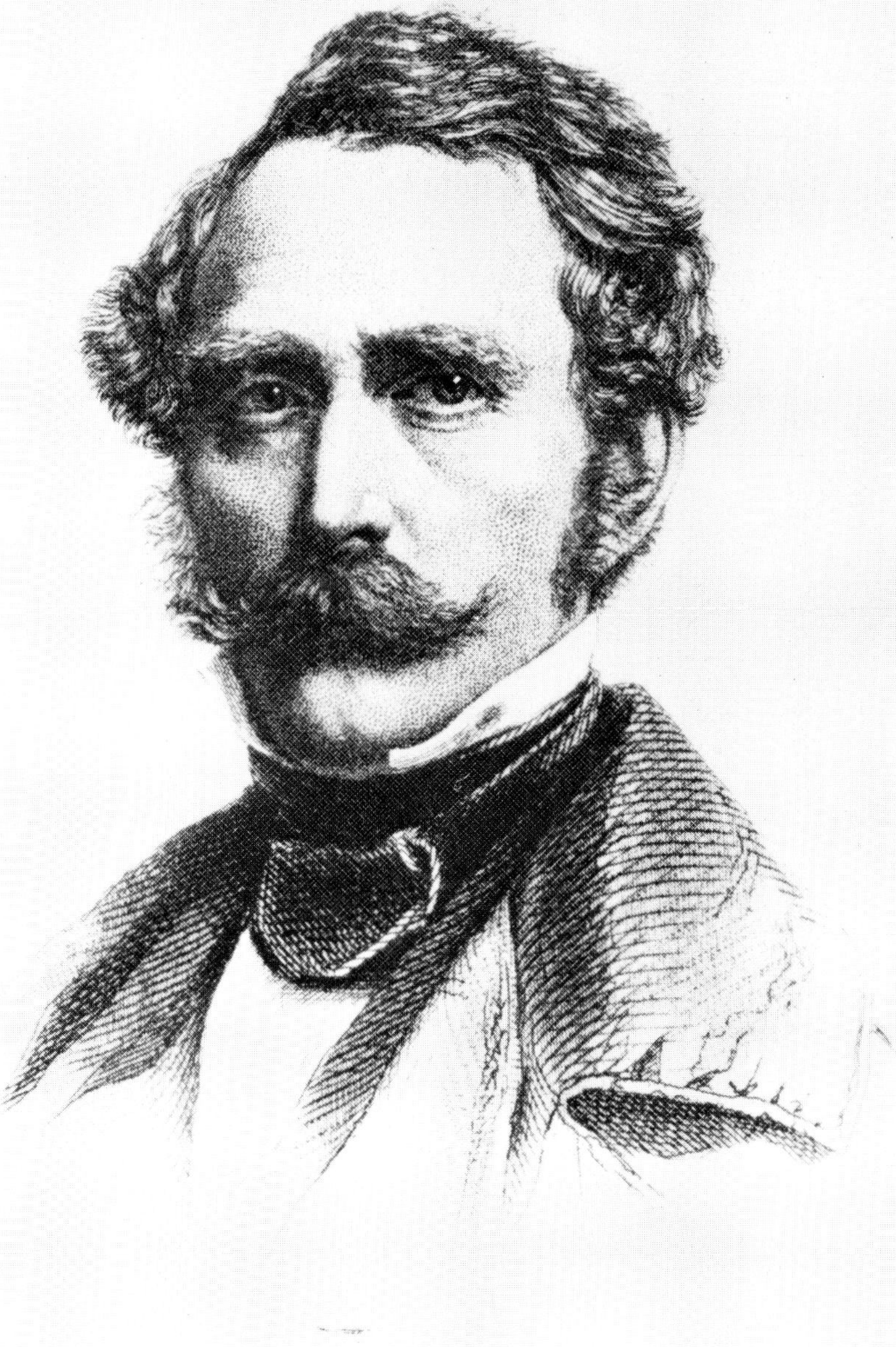

モートン[20]

G・Q・コルトン（一八一四–九八）は、化学講師と称して各地を巡業し、笑気ガスの講演実験会を催していた。彼は三十歳、落第した医学生であったともいわれ、習いおぼえた化学知識を身過ぎにする巡回興行師であった。

一八四四年十二月、コネチカット州のハートフォードという田舎町を訪れた。十日の夜七時、ユニオン・ホールは物珍しげな観客で埋まっていた。コルトンはしかつめらしく啓蒙的な講演をしたあと、待ちかねていた聴衆のうちから数人を選んで、ステージにあげた。身ぶり手ぶりで巧みに座を盛りあげながら、おもむろに小袋に封入した笑気ガスを吸わせた。

その聴衆のなかにたまたま、同地で開業していた二十九歳の歯科医師H・ウェルズがいた。当地の名士であった彼は妻エリザベスを伴って、入場料二十五セントを払って、このお楽しみショーを見物にきていたのだ。

彼は、一八一五年バーモント州のハートフォードに生まれ、共に医師であった父と兄の影響を受けて、十九歳でボストンの開業歯科医師の徒弟となった。免許を得てから、同地で修業するうち、歯科医学校を卒業したてのW・T・G・モートンと知り合い、一八四二年、共同で診療所の経営をはじめた。

彼は先輩として四歳年下のモートンを指導しながら、二人で義歯の研究に取り組み、改良義歯を考案するが、その前処置となる抜歯という難題に悩まされた。彼らが診療所の目玉としたこの新しい義歯は、苦痛を恐れる患者に敬遠され、二人はじきに経済的に行き詰まってしまう。やむなく互いに別れを惜しみつつ、その年のうちに共同経営を解散した。それから間もなくしてウェルズは、ハートフォードに移り住んだのだった。

さて、ウェルズはコルトンの誘いに応じて笑気ガスを嗅いだ。不快感を誘う甘ったるい匂いだった。

そのとき、吸入した若者の一人が興奮して酩酊状態で走りだし、片足をベンチに激しく打ちつけた。骨が折れたと思われるような衝突だった。その拍子に覚醒し、ケロリとして元の席に戻ったのである。隣に座っていたウェルズは、その顔なじみの薬局の店員の向う脛が血に染まっているのを見、その我慢強さにびっくりした。もはや演出は不要、陽気にはしゃぎ跳ねまわる吸入者たちの酔態に、場内は異様な興奮に包まれていた。

じきに怪我に気づいたその店員S・A・クーリーは、膝をかかえて苦しみだした。笑気ガスの効力が消えるまでの数分間、打撲の痛みをまったく感じなかったらしい。そのとき、ウェルズの脳裡に或る考えが閃いた。亜酸化窒素が知覚を一時的に麻痺させ、痛覚をも消失せしめるのではないか。これまでに何百、何千人が同じ光景を目撃したはずだが、この症状を痛みに関連づけたのは、彼がふだんから疼痛に悩む歯科医師であったからであろう。

聴衆が去ったあと、彼は逸《はや》る心を抑えながらコルトンに、笑気ガスが効いている間に痛みなしに歯を抜くことができないだろうか、と問うた。コルトンは、大仰に肩をすくめた。

ウェルズは無痛抜歯の可能性に胸躍らせながら、彼に協力を求めた。抜歯手術への応用など考えてもみなかったことなので、当初コルトンは当惑し尻込みしたが、なにか一脈通じるものがあったのだろう、この歯科医師の切言に説き伏せられた。

当時、疼痛に悩まされていたのは外科医だけではない。歯科医師にとっても、避けることのできない至難な問題であった。人々にとって歯痛はもっとも身近な痛みであり、歯科診療所を訪れる患者の主訴の大半は疼痛であった。それまでの歯科医術の歴史は、痛みとの闘いであったのだ。

そうした主訴に応えるために、歯科医師は抜歯を余儀なくされた。恐れおののく患者を宥めすかし、過度な我慢を強《し》い、術者もまた神経を擦りへらした。患者の苦痛を軽減するために、過去、歯科医師はあらゆる限りの方法を講じてきた。

とりわけウェルズは、患者思いの良心的な臨床医であった。一八三八年に『歯に関するエッセイ』(*15)（一七×一一センチ判、七十ページ）と題する小著をだした。兄に捧げられた同書には、自らの仕事に誇りをもち、真摯に取り組むウェルズの人柄があふれている。文中、彼はつねに〝ベストの治療法は何か〟を考えていると述懐している。

すでに四、五年前から、抜歯時の患者の苦痛を軽減する手立てはないが、彼なりに腐心していたのだ。その彼にとって、まさにコルトンの実演は神から与えられた啓示であった。

翌十一日の朝、ウェルズの診療所。十時、コルトンは約束どおり吸入用具をもってやってきた。すでにウェルズは、この危険を伴う未知の実験を、自分の身体に試みる決心をしていた。

自ら患者となった彼は、コルトンの手から亜酸化窒素を吸入した。術者は急拠、ウェルズに呼ばれた友人の歯科医師J・M・リッグスであった。ウェルズの狙いを察知していた彼は、催眠状態に陥ったのを確認して、患者の口をあけ、左上顎智歯を手際よく抜去した。このような呻きも悲鳴もない静粛でたやすい抜歯手術は、リッグスにとってはじめての経験であった。

実はリッグスは、吸入によりウェルズが暴れだすのを恐れて、すぐに逃げられるように室のドアを開け放しておいたのだ。しかし、彼は木偶《でく》のようにされるがままで、苦しみも暴れもしなかった。

歯をはさんだ抜歯鉗子を握ったままリッグスは、ウェルズが死んでしまったのではないかと不安に襲われた。皆が息をのんで注視するなか、まもなく、彼は頭をあげてあたりを見まわし、深呼吸した。そしてハッと我にかえったウェルズは、「大発見だ！」と叫び、こんな発見は今までにない、と歓喜した。彼は、チクリとも痛みを感じなかったのだ。

リッグスは、自分の開発した歯科用接着剤の販売を、ウェルズとモートンに手伝ってもらったことがあり、三人は共通の友人であった。後年、歯槽膿漏症の研究者として高名になった彼は、そのときウェルズが「抜歯に新しい時代がきた！」と叫んだ、と書き記しているが、どうにも彼の創作くさい。

当時はまだ、鎮痛無痛化の作用機序はわかっていない。吸入した一定濃度のガスが肺胞を通って血中に入り、全身を循環する血液を介して中枢神経系に作用し、意識や感覚の喪失または抑制を生じさせる。その際に、痛覚閾値が上昇するので、痛みを感じなくなるのである。ともあれ、ウェルズの無痛手術はデービィの示唆から数えて、実に四十四年後のことであった。

興奮さめやらぬまま、ウェルズはコルトンに請うて、笑気ガスの製法の指導を受けた。その当時、亜酸化窒素を精製するのは容易ではなく、化学的な知識と特殊な装置を必要としたのである。そのあと、コルトンはつぎの興行地にむけてハートフォードを去った。

ウェルズはただちに亜酸化窒素の精製・吸入用装置を製作し、リッグスの協力を得て自分の患者に試みた。亜酸化窒素の吸入濃度と吸入時間を調整しながら、翌一月上旬までに十五例の抜歯手術に応用した。二例は芳しい成績ではなかったが、ほかはいずれも満足すべき結果であった。

痛みなしで歯を抜くという評判を伝え聞いて、市内近郊から患者が次々にやってきた。これに自信をもった彼は、近しい同僚たちにもこの無痛治療法を勧めた。

その友人の一人が、彼に特許権の取得を勧めた。ウェルズは、「いや、空気のように自由にしておこう No, Let it be free as the air.」と答えたという。

彼は、この笑気ガス治療法は歯科だけではなく、一般の外科手術にも応用できると考えた。この発見をもっと広く知ってもらいたい、という思いに駆られた。一八四五年一月中旬、内気な彼は逡巡しながらも、勇を鼓してボストンに赴いた。当時、ボストンはアメリカ医学の中心地であった。彼は、市内トレモント通り十九番地で開業しているモートンを訪ねた。

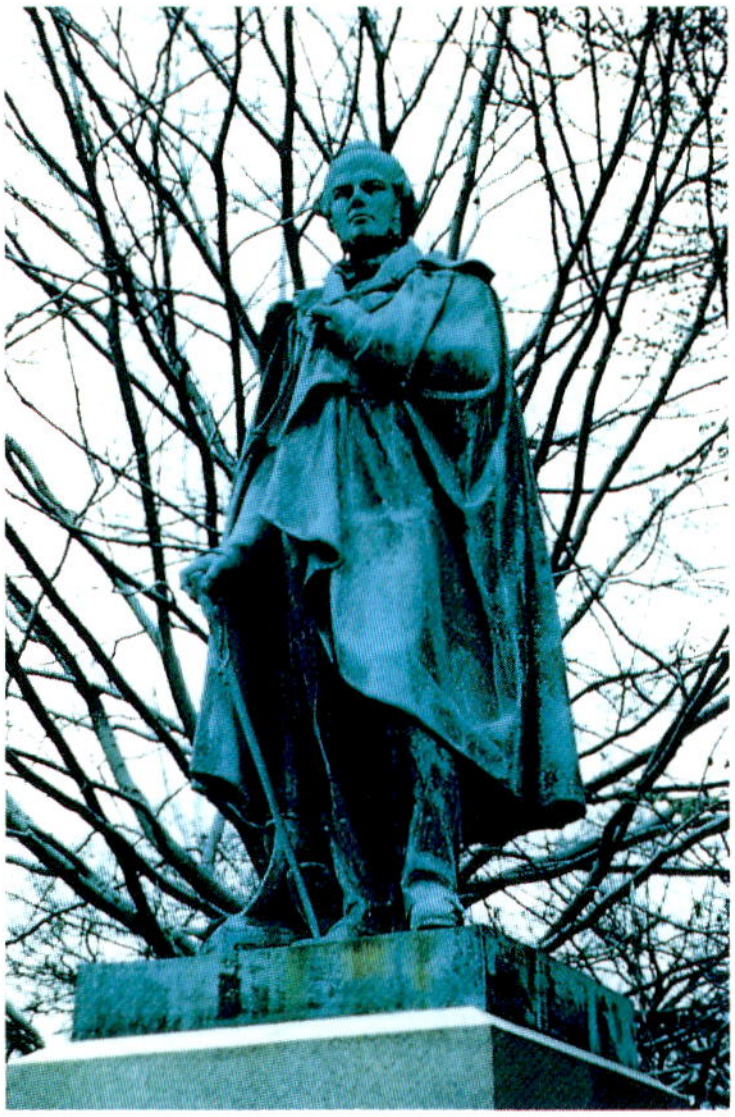

H. ウェルズの銅像[21)]

彼は自分の開発した無痛治療法を無心に熱っぽく、モートンはじめ二、三の医師たちに説いた。彼らはウェルズの慎ましい真摯な人柄を認めながらも、あまりに現実離れした話なので、奇矯な夢想家扱いして取りあわなかった。

モートンも興味をひかれなかった

が、彼の懇請に負けて、持前の厚かましさを発揮して、さして面識もない高名な外科医J・C・ワーレンを紹介した。

ワーレンは、ハーバード大学医学部の外科学教授で、市内にあるマサチューセッツ総合病院の病院長をも務め、名実ともに医学界の第一人者であった。気位が高く冷徹な彼は、四十年前にエーテル療法を試みた経験をもっていたので、見知らぬ一開業歯科医の誇大妄想的な話に興味をいだいた。そこで、半信半疑ながら、無名のウェルズに笑気ガス治療を実証する機会を与えることにした。ワーレンは、ハーバードの自分のクラスの臨床講義の時間を彼に提供した。

ウェルズがボストンに着いたのは十五日か十六日といわれているが、肝心の公開手術の日付はわかっていない。おそらく、一月二十日過ぎであったろう。

ウェルズは、ワーレンの計らいにより、医学部の講堂で『鎮痛のための笑気ガスの使用について』と題して口演した。彼は低い声で訥々《とつとつ》と、笑気ガスで知られる亜酸化窒素は痛覚を麻痺させる働きがある、と説明する。集まった医師や学生たちは、一様に疑心を秘めて、この夢みるような面立ちをした、柔和な頼りなげな男に耳を傾けた。

口演が終わっても拍手はなく、室内は妙に静まり返っていた。当時、手術と苦痛は不可分であるという考え方が常識であり、誰もが、彼は大法螺《ぼら》吹きにすぎない、と決めてかかっていたのだ。

ウェルズはデモに移った。この公開手術の患者は、齲歯をもったボランティアの医学生だった。彼が選ばれたのは、八百長ではないことを示す意味もあった。ウェルズは自製の吸入器具を取りだした。球形のゴム袋に嘴《くちばし》のような吸入口をつけたその奇妙な装置に、出席者は目を瞠《みは》った。

彼は、笑気ガスを満たした風船のようなゴム袋を患者の顔の前にかざし、吸入口をくわえさせた。そして震える手つきで木栓をあけ、ガスを排出しはじめた。深く息をしてください、と患者に指示したが、その声は震えて哀願調になっていた。

不信と不安に硬直していた患者は、一〇〇%の亜酸化窒素を送りこまれて、じきに虚《うつ》ろに瞳を据え、吸入口をくわえていた唇がだらしなく開いた。頭を重たげに椅子の背にもたれかけ、両腕がダラリと左右に垂れた。患者の身体は、失神したように弛緩していた。室内は異様な雰囲気につつまれ、先ほどまでの疑いと蔑視は消え、真剣に術者の所作を見守っていた。ウェルズは患者の意識消失を確認してから、吸入口を外した。

彼は、極度に緊張していた。しかも介補なし、講師、吸入医、執刀医の三役すべてを、一人でやらねばならなかったのだ。吸入器具を傍らにおくと、無意識の患者を難なく開口させ、抜歯鉗子を齲歯に当てて力をこめた。患者は青ざめていたが、少しも苦痛の様子はみせなかった。ふつうなら、これだけで耐えがたい悲鳴を発するはずであった。ウェルズは意を強くして、歯を動揺させて歯槽窩から脱臼させると、一気に引き抜こうとした。そのとき突然、患者は激しい悲鳴をあげた。

一瞬、シーンと沈黙がおおった。

後方で忍び笑いが洩れ、「インチキだ！」と誰かが怒鳴った。沈黙は一転、室内は騒然となった。案の定、嘘っぱちだった、という失望と腹立ち。学生たちは口笛を吹き床を踏み鳴らし、野次と嘲笑が飛びかった。ウェルズは抜歯鉗子を握ったまま、蒼白で立往生していた。

医師たちは、冷笑をうかべて一斉に退室していく。ワーレンが無表情で片手をあげて制止するまで、学生たちの唱和はつづいた。

不運にも、選んだ患者が屈強な若者だったので、まだ完全な意識消失に至らず、鉗子の刺激で反射的に恐怖の叫びをあげたのである。当時はまだ、無痛という概念を理解する知識は、誰も持ちあわせていなかった。患者の呻きや悲鳴は即、痛みを感じた証拠とみなされ、亜酸化窒素は利かないと速断されてしまったのだ。

呆然と立ちつくすウェルズ。その傍らで正気にかえった医学生は事態を察し、痛みはまったく感じなかった、と申し訳なさそうに語った。だが、時すでに遅かった。この一声のために、麻酔法の普及は二年遅れることになる。

この思いがけぬ失敗は、ウェルズを完膚なきまでに打ちのめした。詐欺師《さぎし》扱いされて屈辱にまみれたまま、彼は石を以てボストンを追われた。ニュースはハートフォードにも伝わり、協力者だったリッグスも離れていく。繊細で誠実なウェルズに、耐えがたい苦悩をもたらした痛恨の出来事であった。

このとき、モートンは見学者に交じって、一部始終を目撃していた。ワーレンに紹介の労をとった彼は、ウェルズに同行してきていたのだ。この先輩の勇気ある挑戦と無惨な失敗に、激しいショックを受けた。

モートンは、一八一九年マサチューセッツ州チャールトンに生まれ、父の経営する小店を手伝ううちに医学を志し、一八四二年に二十三歳でボルチモア歯科医学校を卒業した。在籍記録はないのだが、たぶん、徒弟経験があって四カ月ほどの修学であったのだろう。

卒業後すぐにボストンに出て、ウェルズを共同経営者として診療をはじめる。その後、彼と別れて、同地で独立したのだ。当時、彼は開業のかたわら、ハーバード大学医学部の聴講生となり、旺盛な知識欲を満たそうとしていた。

ハートフォードにもどる前、ウェルズは「ガス袋を早く外しすぎた」と歯嚙みした。吸入量が少なかったというのだ。彼の落胆は慰めようもなかったが、抜歯に際し患者が示す激烈な苦痛を見慣れてきたモートンには、悲鳴をあげるまでの間、医学生がみせていた穏やかな

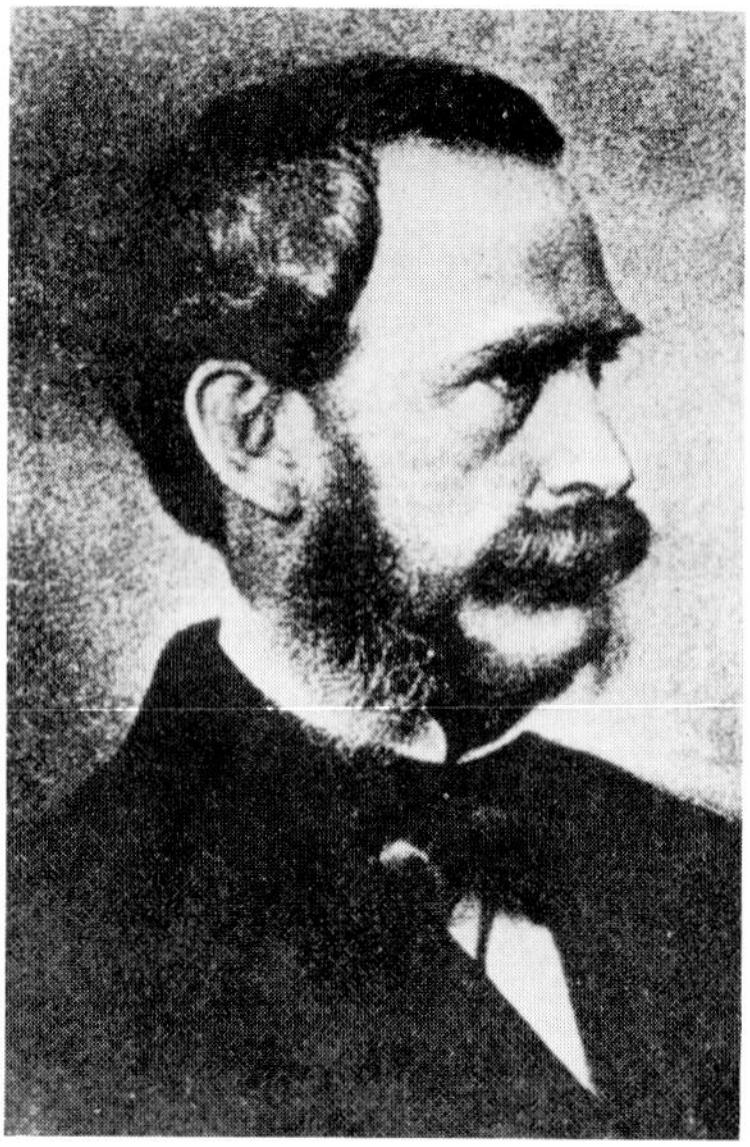

W. T. G. モートン[22]

表情が脳裡から離れなかった。

ウェルズの悔恨を聞きながら、彼は失敗の原因は亜酸化窒素自体にある、と考えていた。そして、もっと有効な吸入剤を選ぶべきだと自らに言い聞かせた。こうして、ウェルズに刺激されて、モートンは先輩のあとを追うことになる。

彼が着目したのは、もう一つのポピュラーなガス体、エーテルであった。定温で硫酸にエタノールを作用させるとできるエーテルは、空気にふれると気化して蒸発する。けれども、その蒸気の吸入は、人命の危険を伴うという恐れが彼をためらわせた。

一八四六年の七月、充塡治療中、齲歯の周囲歯肉に恐る恐る塩酸エーテル液を塗布し、その効果を試してみた。痛みはやわらいだが、やはり吸入でなければ抜歯手術には役立たないことを覚る。

そこでまず、彼は小犬を用いて吸入実験を試みる。つぎに、自らに塩酸エーテルを実体験するが、死を予感するような不快感と手足の痺れに襲われた。自分の診療所の助手二人に試用すると、彼らは興奮状態を呈し治療どころではなかった。なにかが間違っている、と彼は自問自答を繰り返した。

モートンは、医学部で指導を受けていたC・T・ジャクソン（一八〇五-八〇）に尋ねた。彼はハーバード出の医師であったが、有能な化学者であり地質学者として、その名を知らぬ者はなかった。当時、ボストン化学研究所の主任を務めていた。科学者特有のプライドと偏屈な性癖をもった彼は、そのころ、S・F・モース（モールス）と電信機発明の優先を言い争っていた。その前にも、ある軍医の発見にクレームをつけるという〝前科〟もあった。

実は、モートンの紹介で、彼はウェルズから亜酸化窒素吸入法の説明を受けた一人なのだが、そのときなんらの関心もいだかなかった。むしろ、その発案を一笑に付したといってよい。今回も若い聴講生の問いに、四十一歳の一流学者は半ばあしらうように、市販のものではなく、純粋なエーテルを使ってみてはどうか、と思いつきを助言した。そのときモートンは、研究者の習性で、エーテルにはまったく無知であるかのように装った。このことがのちに誤解を生み、二人が相争うことになる。

それは、さすがに的確なアドバイスであった。エーテルに混在する不純物を取り除く必要がある。熟考の末、彼は思いきって、再蒸留した純粋な硫黄エーテルに切り替える。二十八年前に、ロンドンで化学者ファラディが、硫黄エーテルの吸入効果を発表していた事実を、モートンが知っていたかどうかわからない。とにかく彼は、意を決して硫黄エーテルの試用に踏み切った。

その年の九月三十日夜九時前、歯痛に苦しむE・H・フロストという急患が時間外に訪れ、催眠術で抜歯してくれるよう懇願した。そこでモートンは、もっと優れた無痛療法があると説いて了解させた。フロストは、どんな方法であろうと、痛みなしに今の苦しみから解放されればよかったのだ。

モートンは瓶をあけて、タオルに硫黄エーテルを滲ませ、患者の顔に当てて吸入させた。エーテルの強い刺激臭が漂った。患者はまことに呆気なく、催眠状態に陥った。それを見届けてから、急いで抜歯鉗子を差しこみ、患部を把握して数度強くゆさぶった。患者は身じろぎもしないので、思い切ってその骨植堅固な小臼歯を力をこめて抜去した。

患者は痛がりもせず暴れもせず、一分ほどして覚醒した。その間、わずか数分であった。モートンと立ち会った助手二人は、ただ啞然と、キョトンとしている患者の顔をみつめていた。

夢といわれた無痛手術。モートンは今、ウェルズに触発されて為しとげた行為が、恐ろしいほどの価値があることを悟った。この成功に夢見心地でいた彼が、つぎにとった行動は、彼の実利的な性格を端的にあらわしている。

彼はペンをとってスラスラと書いた。「……Dr.モートンはタオルに調合剤を滲ませ、私はそれを二十秒ほど嗅ぐと、深い眠りに落ちた。覚めると、床に私の歯がころがっていた。私は少しも痛みを感じなかった。……以上のことを証明する」。

繰り返し礼をいうフロストに、彼はこの証書に署名するよう依頼した。患者本人だけでは満足せず、証人として二人の助手にもサインさせた。彼らは、「われわれは右の手術を目撃した。右の内容にまったく偽りはない」と記し、患者は自分の歯が抜けたのかどうかさえ分らなかった、と付けくわえた。

翌朝、まだ明けきらぬうち、モートンは『ボストン・デイリー・ジャーナル Boston Daily Journal』にその証書を持ちこんだ。無痛抜歯の模様は、当日の十月一日付同紙に報じられた。

昨夜、われわれはその手術を目撃した紳士から、潰瘍を生じた歯が、患者に少しの痛みを与えることなく抜かれたことを知らされた。患者は調合剤の吸入によって、一種の眠りに陥っていた。その効力は、ちょうど歯を抜くのに十分な長さ、およそ四十五秒間つづいた。

のちに彼は、あの記事は勝手に報道されたのだと惚《とぼ》けて、売名という批判をかわすのである。リアリスト、モートンは自分の発見の価値を、名誉と富という値打に換算した。苦痛から逃れるために、人々はどんな犠牲も厭わないだろう、また医師たちはこの秘訣を得るためには、いかなる代償をも支払うだろうと。彼の胸に、功利心が勃然と燃えあがった。

行動派の彼は自らの野心を、躊躇《ちゅうちょ》なく実行にうつした。

自分の開発した新法を宣揚するのにもっとも効果的な人物、ウェルズのときと同じマサチューセッツ総合病院のワーレンを選んだ。

彼は、十一月五日、市内パーク通りのワーレンに、つぎのような新法の試用を懇望する書簡を送った。

苦痛に対し一時的に感覚喪失を生ぜしめるために、時には小生が用いている調合剤を使って、マサチューセッツ総合病院において外科手術が行われることが望ましいと考えますので、小生は貴下を通じて、貴病院でのすべての手術に対して、この方法を自由に利用する権利を提供致したく存じます。

ついては、貴院に務められる外科医の方々に、諸氏の持っておられる知識に加えて、この方法を自信をもって適用されるのに必要と思われる知識について、何なりと教授申しあげたいと存じます。また貴院に関係があり、外科医諸氏が推薦される方々にも、利用法を教授致しましょう。

しかしながら、今後十分に時間をかけて、この方法を実施するうちに思いつくであろう種々の改善や修正を加えていきたいと思いますので、小生がお頒ちする知識については、ぜひ内密にしておいていただかなければなりません。この方法に然るべく習熟された方々が、望まれれば何処ででも、適当な報酬をもって個々の手術に適用されることが小生の希望であります。そうすれば、いずれはどの外科医も機会あるごとに個々の医療の場で、これを利用することができるようになりましょう。

この方法の価値が一段と確立するまでは、小生の申したように致すほうが、今ただちに万人の手にこれを渡し、その無分別な乱用によって、この方法の信用を傷つけるようなやり方より賢明であると、貴下も同意してくださるでしょう。

明日の手術のどれかに実施してみよと貴下が小生にご要望でしたら、小生は喜んで致しましょう。また以上申しあげたような提案が考慮に値するとお考えでしたら、貴下のご返事を承り次第、早速その用意を致しましょう。

モートンの性格をあらわした、まことに強引な売り込み方である。しかも臆面もなく、大家ワーレンに秘密を保つよう口止めしているのだ。文意からみて、すでに彼が自分の吸入法を商売の具として捉え、成功報酬を前提に事を進めていたことがわかる。とはいえ、当時の倫理観からすれば、アイデアや努力の対価を物的に求めるのは至当な権利であったから、彼の行為を一概に強欲とみるのは早計である。

受け取り様によっては、慇懃《いんぎん》ながら無礼極まりない手紙を、ワーレンはどのように読んだのか。彼は翌六日には、返信をだしている。それはまことに丁寧な、しかし、たった二行の文面であった。

私は、貴君の丁重なお手紙を頂戴したことに心から感謝申しあげたい。私は早速、本病院の外科医たちの前に、貴君の手紙を披露致しましょう。

ウェルズの先例もあり、最初の反応はこの程度のものと、予想していたに相違ない。モートンは、ワーレンに会ってその不信と警戒心を解かねばならないと考えた。

そこで、マサチューセッツ総合病院での彼の第一助手であり、のちに後継者となるH・J・ビゲロウを訪れた。そして無痛手術の成功を報告し、ワーレンの説得に助力してくれるよう頼んだ。同世代のビゲロウは、モートンの強気と能弁に押しまくられ、渋々ワーレンのもとに同道した。

モートンは単刀直入に、供覧手術の機会を与えてくれるよう求めた。六十八歳のワーレンはびっくりした。詐欺師ウェルズを連れてきた歯科医師が、二年もたたないうちに、今度は自分を売り込みにきたのだ。ウェルズの再起しがたい挫折を目の当たりにしながら、大胆にも、同じように公開の場で実証してみせようと言うのである。同じ歯科医師として、先輩ウェルズの雪辱を果たしたい、という一念もあったのかもしれない。

モートンは、ワーレンの不信と不安を読みとると、効き目のない笑気ガスとはまったく異なる新しい調合剤であると説き、ウェルズとの相違を強調した。泥をぬられた前回の苦々しさを思いだしたワーレンは、用心ぶかく即答を避けた。さしたる付き合いもないこの歯科医師のいささか強引すぎるやり方に、危惧を覚えたことも確かだ。

ワーレンの弟子たちは、無痛手術などナンセンスと極めつけ、所詮ウェルズの同類に過ぎないとして、彼の提案に反対した。けれども、進取に富んだワーレンは、モートンの臨床実験の事実を秘かに調査したうえで、彼の願いを受け入れるという度量を示した。

十月十四日、マサチューセッツ総合病院の住込み外科医C・F・ヘイウードからの歴史的な手紙が、モートンのもとに届けられた。

Dr. J・C・ワーレンの依頼により、貴殿が発明した痛みに対する感受性を軽減する調

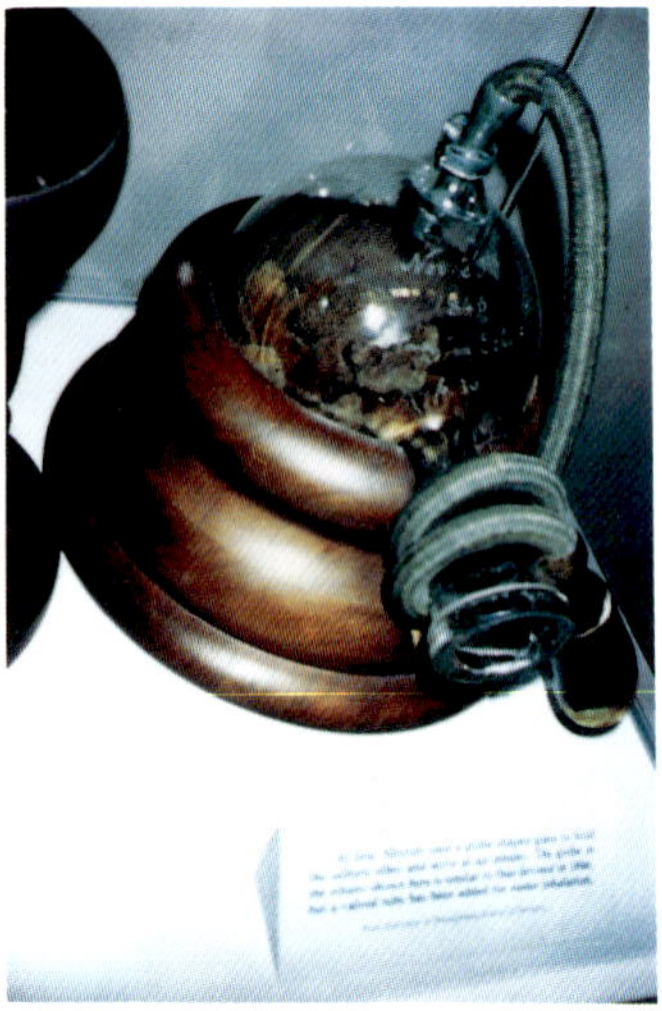

モートンの開発した最初の吸入器[23]

合剤を、手術予定の患者に服用させるため、金曜日の朝十時に当病院までご足労いただきたい。

指定された場所は、ケチのついたハーバード大学ではなく、マサチューセッツ総合病院であった。

ヘイウードの手紙を受け取るまでの二週間、モートンはかなりの数の無痛抜歯を経験していた。というのは、デイリー・ジャーナルを読んだ患者たちが、彼のもとに殺到したのである。モートンは、ウェルズの二の舞はしないという決意を秘めて、その日のために自ら設計したエーテル吸入器を市内の製造業者に製作させていた。それを使用して無痛抜歯を実施していたのだ。ときに吸入剤の効きにくい患者もあったが、そんな時はエーテルの用量をふやせばよい、と彼は腹を据えていた。

そのとき、モートンに幸運が味方した。公開手術への招聘《しょうへい》を知った友人の医師が、その向うみずな挑戦を憂慮して、彼の考案した吸入器の欠点を指摘し、彼に重大なヒントを与えたのである。患者の吐息が吸入口から逆流して、エーテル霧を薄めて効き目を弱めないように工夫したほうがよい、と。

思いがけない助言を得て、モートンはエーテルの出口に開閉するバルブ（弁）を付けることを思いつく。その改良型の設計図を抱えて、業者の工場に駆けこんだ。彼にとっては、まさに一世一代の実演であった。失敗は許されなかった。

付きっきりで急かすが、慣れない手作りの作業は、遅々として進まない。夜を徹し十六日、当日の朝になってもまだ吸入器は完成していなかった。焦躁のモートン。十時少し前、彼は職人の手から奪うように完成品を受け取り、指定のフルーツ通り Fruit Street へ走った。

ワーレンがモートンの公開手術を設営した場所――マサチューセッツ総合病院 The Massachusetts General Hospital は一八一〇年、J・ジャクソンとJ・C・ワーレンによって、ボストンの貧困者を対象にして、市内のチャールス川に近いフルーツ通りに開設された。開院に際して彼らは、「困窮している時、誰でもわれわれの隣人となる」と謳った。同病院はその隣人愛をモットーに今や、ワーレンはじめ優れた医師団を擁して、略称MGHで知られる東部随一の大病院となっていた。

そのMGHの院内の階段講堂が、公開の手術室に当てられた。三階建なのだが、コリントス風の高い円柱を立てた中央玄関の上に、塔屋階が乗っており、屋根には青銅色のドームが聳えていた。そのドームの下が講堂になっていた。扇型にひらいた六段の階段に、百余りの

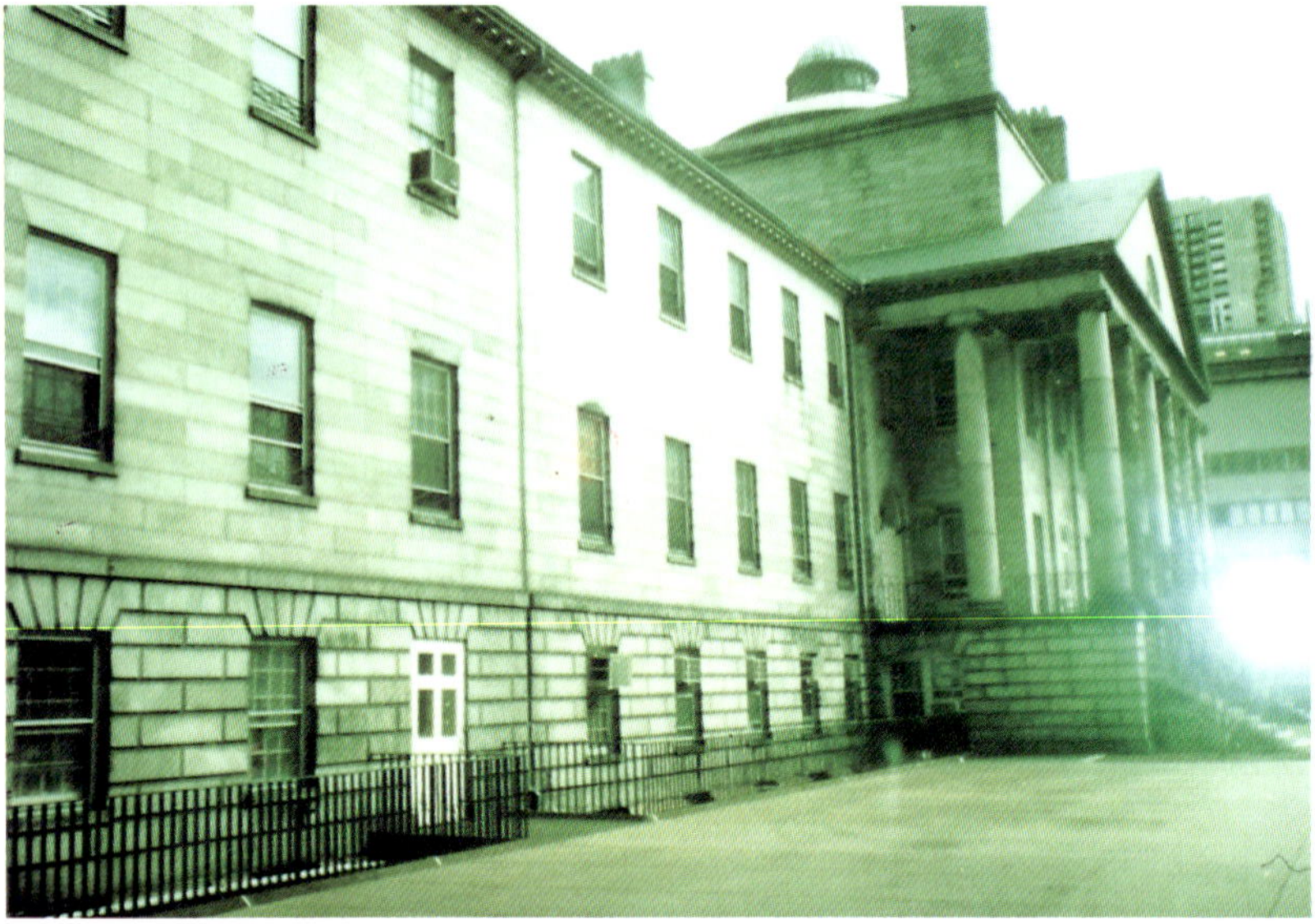

今に残る旧 MGH の外観，ドームが見えている[24)]

座席が設けられている。ドームの一角にある開閉式の大きな天窓から、講堂一杯に淡い陽が射しこんでいた。

ワーレンの呼びかけで、院内外から多数の医師たちが手術開始を待っていた。H・J・ビゲロウ、G・ヘイワード、C・F・ヘイウードら、医学界の錚々たるメンバーが立ち会いにきていた。その顔ぶれをみると、ワーレンがモートンの新法を信じていたことが窺える。彼らが集まったのは、それだけ無痛手術が渇望されていた証左であろう。

約束の十時、モートンはまだ来ない。講堂内は、気づまりな雰囲気につつまれた。階段の天井桟敷《さじき》のほうで、私語が洩れはじめる。ワーレンは懐中時計を見、数分待った。無表情のまま、いつもどおりの手術に取りかかろうと決めた。そして憤りを抑えて見学者たちに告げた。「まだ来ないところをみると、モートン氏はなにか急用でもできた……」

そのとき、扉をバタンとあけ、モートンが急ぎ足で入ってきた。見学者の間に、複雑奇妙な溜息が流れた。彼は息をはずませながら遅刻を詫び、吸入器が届くのに手間どったと弁解した。そして、小脇にかかえていた器具を取り出した。それは、子供の頭大の球状のガラス容器（フラスコ）で、嘴のようなマウスピースが付いていた。

彼は悪びれもせず、そのフラスコの中にエーテルを浸したスポンジ片を入れた。エーテルの強い臭気があたりに漂った。

患者はG・アボットという二十歳の男性だった。疾患は、顎下頸部の先天性浅在性の腫瘍で、血管腫かリンパ管腫か不明だが、おそらく皮下に生じた嚢胞性リンパ管腫（ヒグローマ）であろう。

彼は上下色違いのパジャマを着て、大きな座椅子に仰向いていた。モートンは怯えきっている患者の肩先に手をおいて、心配はない、と自信たっぷりに声をかけた。彼の肩に枕を当てがって、頭部を固定した。そして右手にフラスコを持ったまま、ゆっくり患者の後側に立った。

見学者のなかに、ウェルズの公開手術に立ち会っていた見覚えのある顔もみられた。彼ら

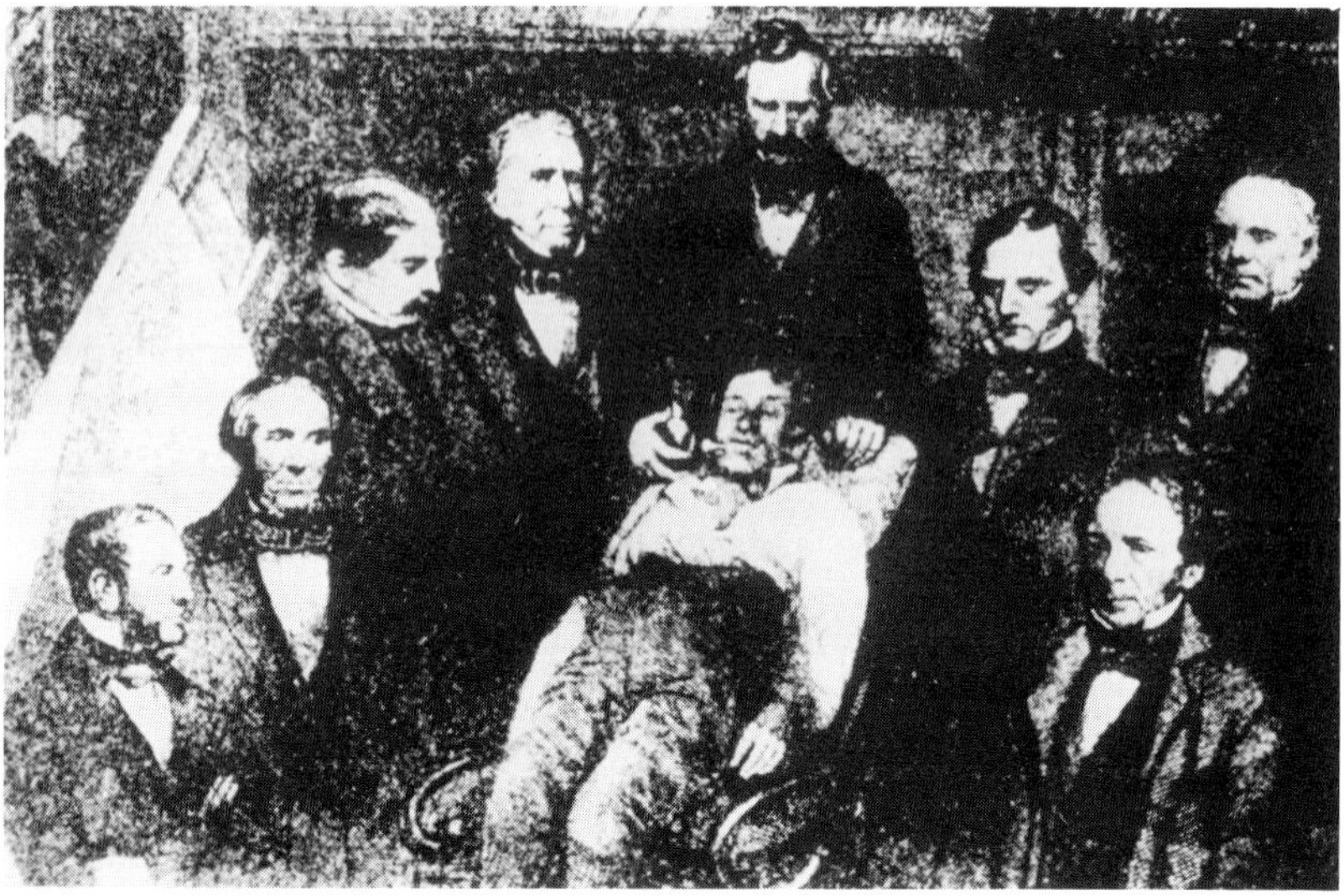

MGH での公開手術の図，中央にモートン，その左にワーレン[25]

は茶番劇の再演を予想して、皮肉な笑みを浮かべていた。けれども、彼はその場の心理的重圧にも臆することなく、平然と構えていた。

ワーレンもモートンも、手術衣や白衣姿ではない。黒い厚手のフロックコートにハイカラーのボウタイ（蝶ネクタイ）、まるで晩餐会にでも出かけるように威儀を正していた。見学者たちは階段座席に身を乗りだしたまま、固唾《かたず》をのんで見守っていた。

モートンは落ち着いた手つきで、マウスピースを患者の口に当てがった。つづけて深く息をするように命じ、注意ぶかく流量を調節しながら吸入させ、催眠に導入していく。患者は、骨が抜けたように手足を垂らし、三分ほどで意識を喪失した。ウェルズのときよりも長く、十分すぎるほど吸入させたようだった。

モートンは、吸入器を口から離して傍らに置いた。座椅子にもたれた患者の頭を元に正すと、ワーレンをふりむいて「どうぞ」とうながした。その合図を受けて、ワーレンは躊躇《ちゅうちょ》することなく、患者の左の顎下頸部にメスを入れた。習い性で、彼は電光石火の迅速さで約三インチを切開した。だが、今日はそんなに急ぐ必要はなかった。患者は微動もせず、なんら苦痛の表情を見せなかった。

患部にむけて、重要な動脈や神経を避けながら、手際よく切除されていった。モートンは屈んだまま、垂れさがった患者の手首を握って脈をとっている。患者が意味不明な言葉を口走りはじめ、痙攣するように小刻みに身体を震わせ、その奇妙な興奮状態はやまなかった。モートンは、そうした症状は計算済みと言いたげに落ち着いていた。

ワーレンはそれに構わず手術をすすめた。鮮やかなメスさばきで血を吹く患部がえぐられ、腫瘤がパックリと摘出された。

満場、驚きのあまり声もでなかった。

魔術のような、嘘のような信じがたい光景であったのだ。彼らは今、目の前で、これまでの外科手術の概念を根底から覆す出来事が起こっていることを実感していた。ワーレンは患部を手早く縫合し、傷口に血止めの海綿を当てた。手術は五分で終わった。

モートンは患者の青ざめた顔を見、瞳孔を覗きこんだ。彼はまもなく、昼寝から覚めるように意識を回復した。そのとき、静まりかえった室内に、ワーレンの声が響きわたった。

「諸君、これはペテンではない！ Gentlemen, this is no humbug !」

汗にまみれたワーレンの頬に、涙が伝っていた。そのときモートンの脳裡には、嘲笑を浴びるウェルズの姿がよぎったに違いない。先輩ウェルズが叩いた吸入法の扉を、モートンが遮二無二押しひらいたのである。一八四六年十月十六日、強心臓の持主モートン、二十七歳の勝利であった。

ワーレンは覚めた患者に、「苦しかったか？」と問うた。アボットは、「首がひっかかれたように感じただけだった」と答え、「手術がすすんでいるのはわかっていたが、痛みはまったく感じなかった」と付けくわえた。

モートンが行ったのは、吸入麻酔法 Inhalant Analgesia、意識を失わせない程度に中枢神経系の機能を抑制し、痛覚閾値の上昇を得る麻酔法である。

翌日、興奮覚めやらぬまま、立会人の外科医へイワードが執刀した。婦人の肩の三角筋に近い上腕部の大きな脂肪腫の摘出手術であった。モートンは今度は手術の間中、エーテルの吸入を持続した。終わりごろに、患者はいくどか呻き声をあげたが、手術は四、五分で滞り

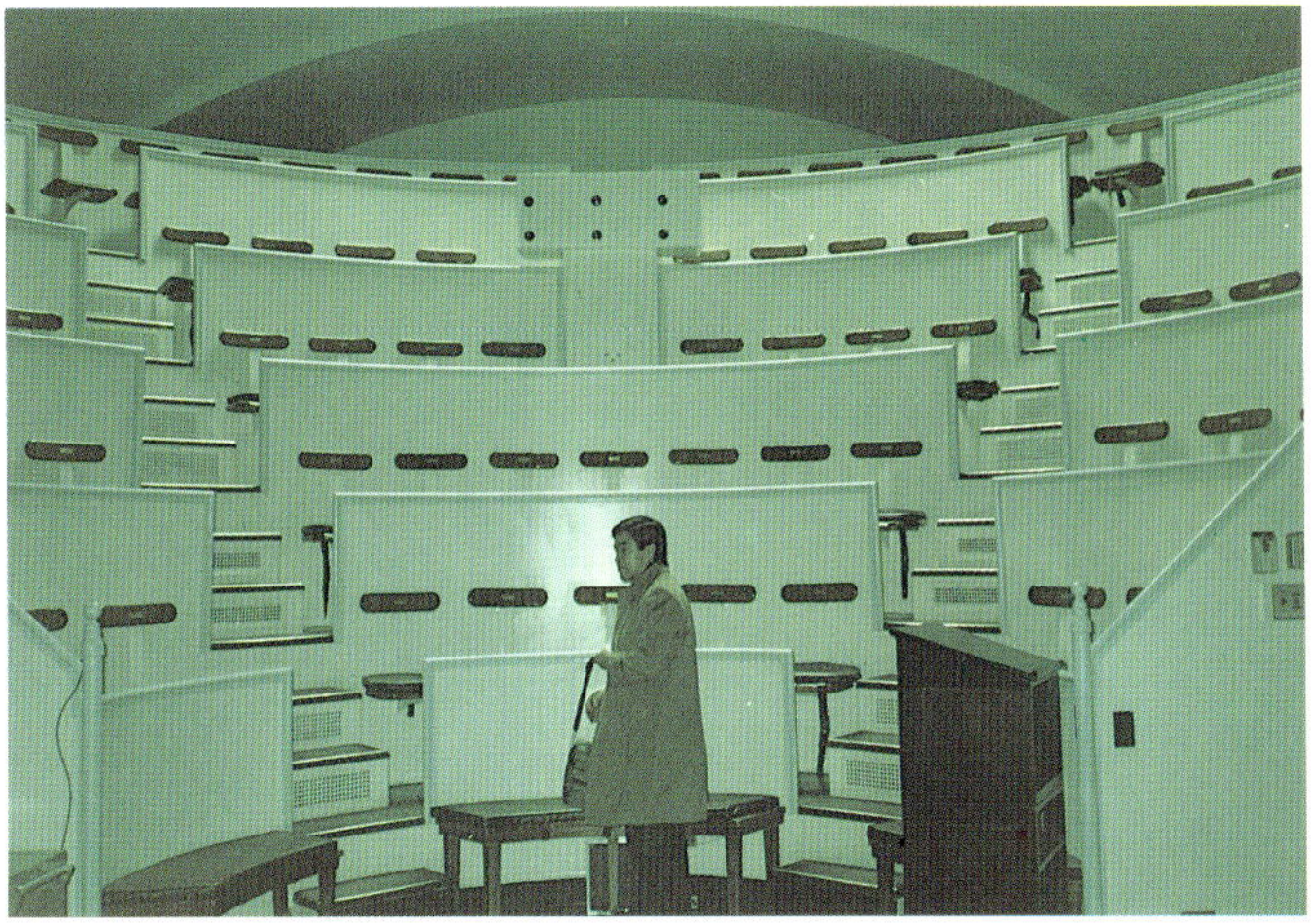

MGH 4階の階段講堂[26)]

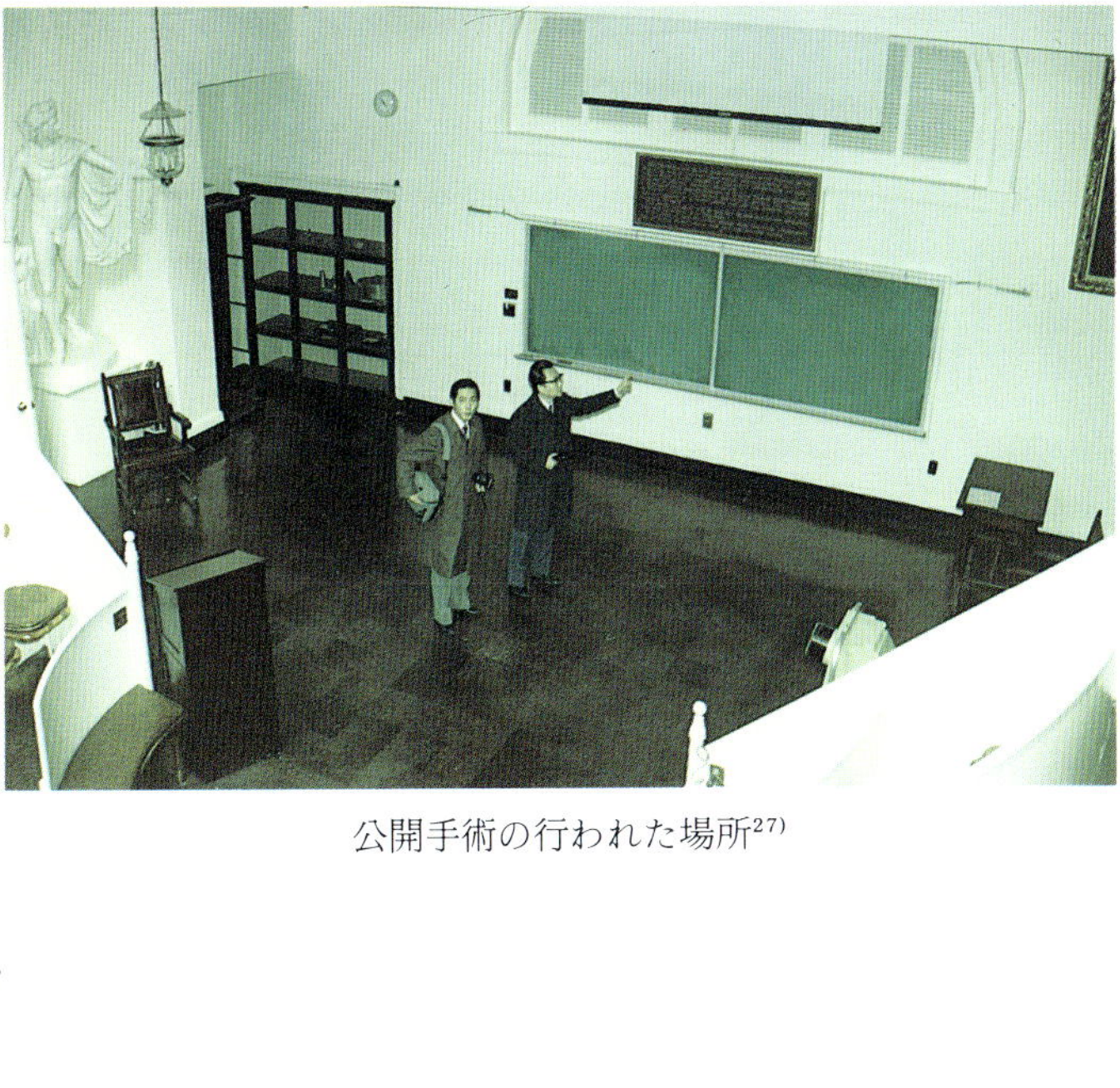

公開手術の行われた場所[27)]

なくすんだ。

覚醒後患者は、「痛みは感じなかった。まわりのことも手術のこともわからなかった」と明言し、家においてきた子供のことが心配だった、と語った。呻き声について尋ねられると、「不快な夢をみたからでしょう」と答えた。

エーテル吸入法の効果に、疑いの余地はなかった。数千年にわたって患者を苦しめてきた手術中の痛みが、ついに克服されたのである。近代外科学の世紀は、この日、MGHのこの仮手術室から始まった。

〔「麻酔法のはじまり（十九世紀）――その後」につづく〕

歯科医学の分科のはじまり

（19—20世紀）

一八四〇年は、歯科医学の方向を決定づけた歴史的な年であった。医師教育とは別個に、歯科医師を養成する学校が創立されたのである。その世界で最初の歯科医育機関が、独立した歯科医学校であったことが、その後の歯科医師の進むべき道を指した。このとき、同じ医学医療の担い手ながら、医歯が枝分かれして、医師と歯科医師が並立することになったのである。

それまでは、歯科医師の系統的な学校教育は行われていなかった。徒弟教育で身につけた自己流の技術を秘術と称して売りものにし、自らを律する職業意識や倫理観に欠け、情報交換や親睦・交流を図る同業者の団体もなかった。当時の歯科医師は、いわば一匹狼のごとき存在であったのだ。

そのような時代にあって、歯科医学校設立につづいて、翌一八四一年、ボルチモアからの呼びかけによって、歯科医師同士の交流・結束と業権擁護を図る団体として、アメリカ歯科医師会が結成された。さらに、情報交換や学術研鑽を図る機関誌として、アメリカ歯科医学雑誌叢書の発行をみた。いずれも世界で最初の、歯科医師会であり歯科医学雑誌であった。必然的に、その組織結成や専門誌発行の方法やスタイルは、後続のモデルケースとなった。

一八四〇～五〇年代は、種々雑多の経験的な知識や技術を科学的に系統だてて、拙速ながらも、学問として確立させていった時代である。それは、ボルチモアとそれにつづく歯科医学校によって推しすすめられた。

当時、歯科医学は体系化にともなって三科に大別された。すなわち、各種の充塡、咬合調整、歯肉疾患の処置、歯石除去などを取り扱う歯科治術学 Operative Dentistry、陶歯歯肉義歯、蒸和ゴム床義歯、架工義歯、矯正装置、歯科技工などを取り扱う歯科技工学 Mechanical Dentistry、抜歯や口唇口蓋・顎骨・上顎洞・口腔内の外科的手術などを取り扱う口腔外科学 Oral Surgery である。

これら新しい歯科医学を修めた歯科医師が、各校から輩出されはじめる。一八七〇年代に入ると、そのなかから優れた医学者が次々に現れる。彼らは、近代的な頭脳と科学的な手法を駆使して未踏の地平を切り拓き、自らの専門領域を大胆に構築していった。それにともなって三分科は、加速度的に再編成され、さらに細分化していくのである。

二十世紀初期へかけて彼らの活動の場は、アメリカの建国と勃興の舞台となった東部の、メリーランド、ペンシルベニア、マサチューセッツの三州の大西洋岸に局限されていた。なかでも、移民の町フィラデルフィアがその中心であった。

彼ら、現代歯科医学の各分科の基礎を築いた代表的な先人として、つぎの七人があげられる。

口腔外科学のガーレットソン

歯科補綴学のボンウィル
口腔細菌学のミラー
歯科保存学のブラック
歯科矯正学のアングル
歯科保存学のタガート
歯科補綴学のギージー

口腔外科学

ガーレットソン

James Edmund Garretson (1828–95)

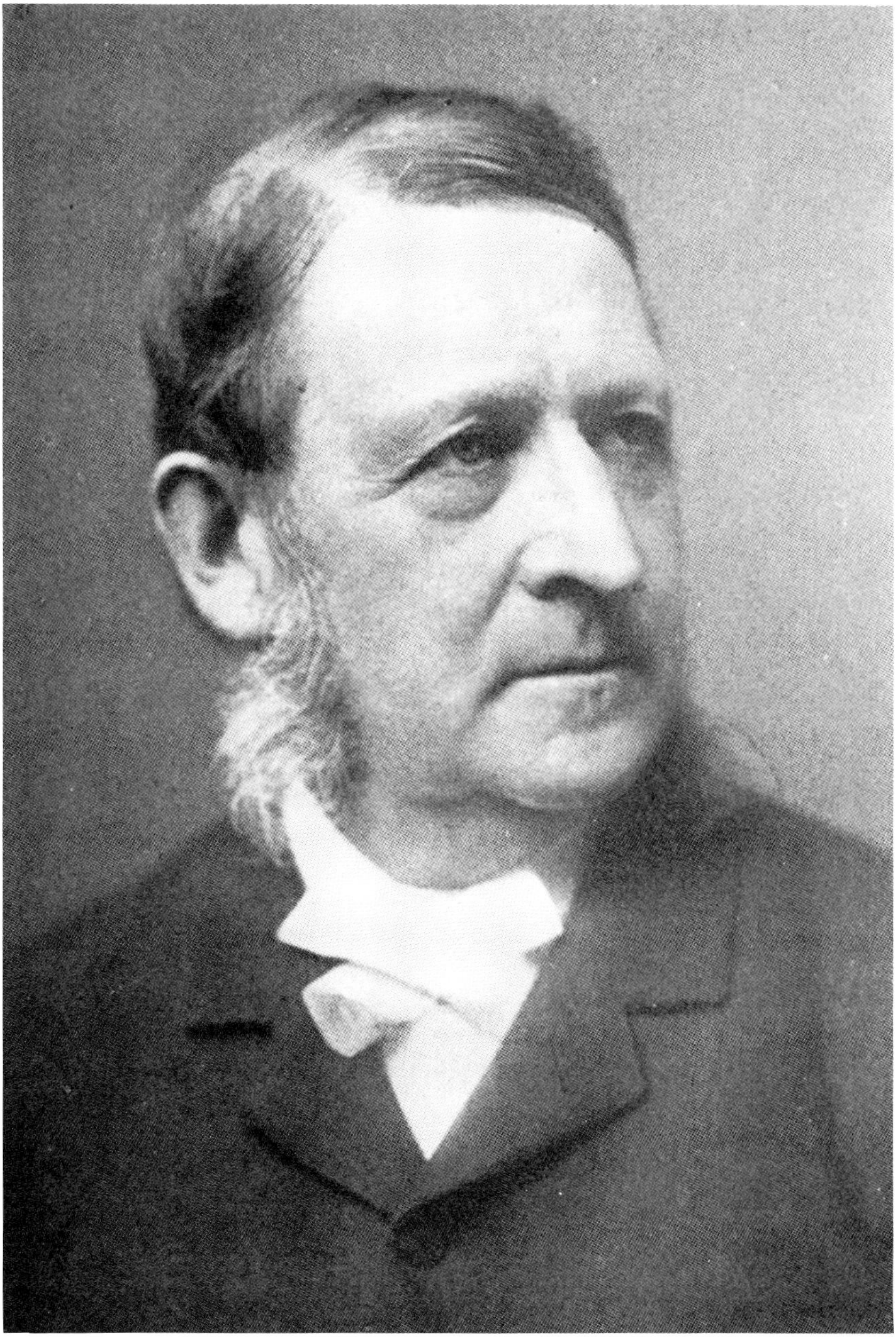

ガーレットソン[28)]

一八二八年、アメリカ東部デラウェア州のワシントンに生まれ、医学および歯科医学を修め、フィラデルフィア解剖学校の解剖学と外科学の講師となった。一八六二年、フィラデルフィア歯科医学校に移り、外科学の原論と実地を担当し、のちに教授となる。

当時、歯科医学校では、口腔外科学は外科学の一部として、外科医によって教授されていた。内容的には抜歯手術が主体で、口腔領域の外科治療に関しては参考程度、つまりはお座なりであった。一方、医学校においては、口腔外科学は外科学の片隅にあって一顧だにされなかった。

ガーレットソンは歯科医学校の一員となってから、この口腔領域の外科学に着目する。基礎・臨床に通じた幅広い経験と、歯科学生への外科学指導を通して、しだいに口腔領域の外科学を集約して教授し、専門的に修練する必要があるとの認識をふかめる。

実は、一世代前すでに、口腔領域を専門に外科を開業していた医師がいた。彼、S・P・ユーリン（一八一〇-五七）は、はやくから口腔領域の外科学に関心をいだき、自らの外科診療を顎口腔疾患に限定し、口唇口蓋の奇形をはじめ、上顎洞や顎骨の炎症、嚢胞、腫瘍、口腔癌や肉腫を取り扱った。

ウェスト・バージニア州のウィーリングにあって、一八三五年頃から約二十年間に、およそ二百例の口唇裂、五十例の口蓋裂、百五十例の口腔癌、十例の顎再建、五十例の口唇再建の手術を手がけたという。

こうした彼の個性ある臨床実績は、朧気ながら一般外科のなかから、口腔外科という分野の概形を浮彫りに提示したのである。その意味からユーリンは、いわば最初の口腔外科専門医であったといえよう。

彼は一八五七年に没するが、入れ替わるように、ガーレットソンがその志を受け継ぐのである。彼が先輩ユーリンに啓発されたであろうことは、想像に難くない。

彼は、口腔領域の外科学という専門分野の確立を意図して、フィラデルフィア歯科医学校のカリキュラムに、外科学から独立させた〝口腔領域の外科学〟を正規の学科目として取り入れた。そのときに彼は、この新しい専門科目を「口腔外科学 Oral Surgery」と命名した。それは、歯科医学校におけるはじめての口腔外科学の授業となった。

それから、彼のラジカルな闘いがはじまった。彼は同僚たちに、新たな専門医 Oral Surgeonと称するよう呼びかけ、口腔外科学への認識を説き、口腔外科医としての協同を求めた。あわせて、アメリカ医学会のなかに、外科学とは別個に口腔外科学の分科を設置するよう申し入れた。それは、当時の医学界に一石を投じた。彼の提起は激しい反発と非難を浴び、口腔外科学の取り扱いをめぐって論議を巻きおこした。

外科学から独り歩きはするものの、あくまで一分科として外科学の範疇をでず、という彼

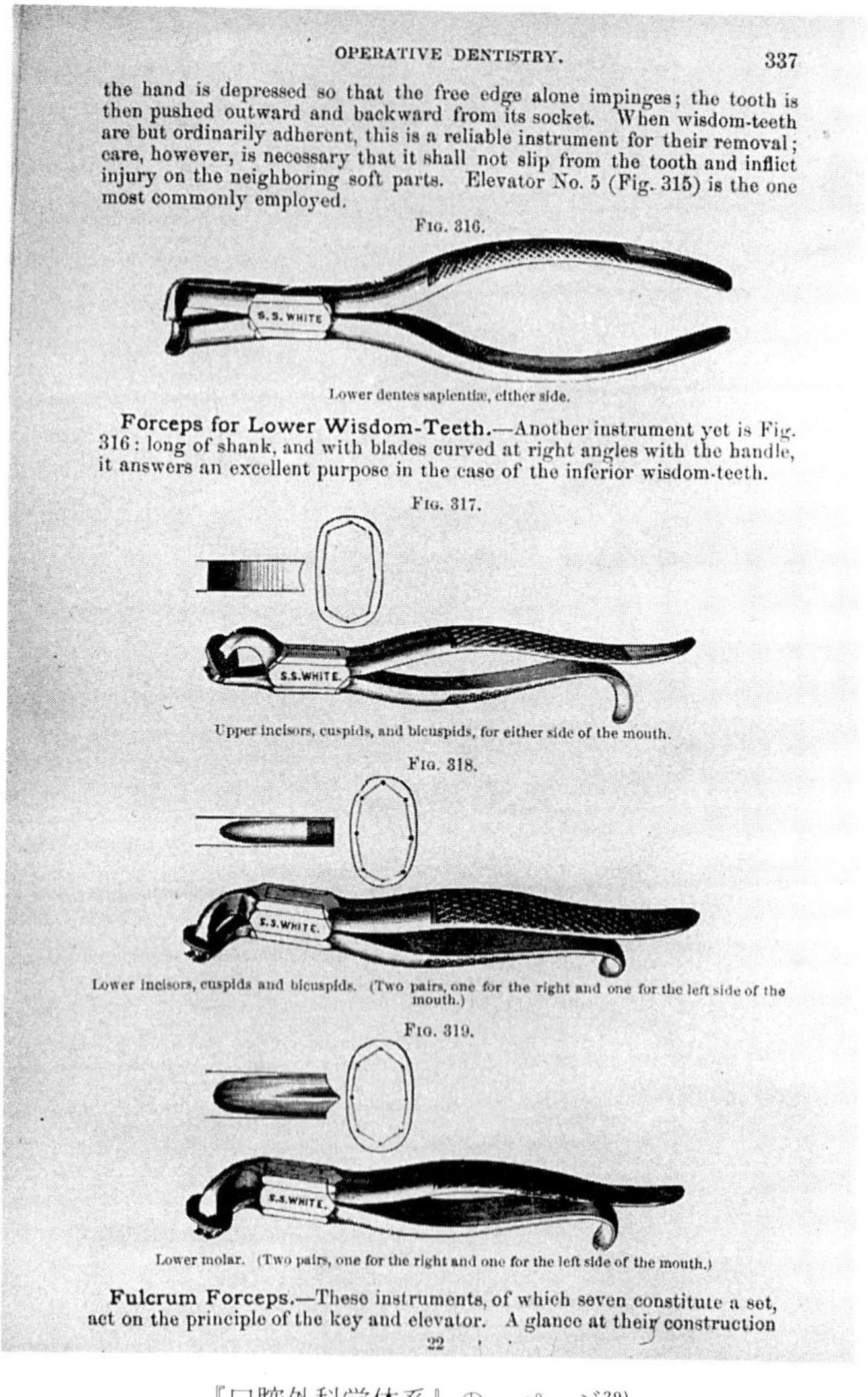
OPERATIVE DENTISTRY. 337

the hand is depressed so that the free edge alone impinges; the tooth is then pushed outward and backward from its socket. When wisdom-teeth are but ordinarily adherent, this is a reliable instrument for their removal; care, however, is necessary that it shall not slip from the tooth and inflict injury on the neighboring soft parts. Elevator No. 5 (Fig. 315) is the one most commonly employed.

FIG. 316.

Lower dentes sapientiæ, either side.

Forceps for Lower Wisdom-Teeth.—Another instrument yet is Fig. 316: long of shank, and with blades curved at right angles with the handle, it answers an excellent purpose in the case of the inferior wisdom-teeth.

FIG. 317.

Upper incisors, cuspids, and bicuspids, for either side of the mouth.

FIG. 318.

Lower incisors, cuspids and bicuspids. (Two pairs, one for the right and one for the left side of the mouth.)

FIG. 319.

Lower molar. (Two pairs, one for the right and one for the left side of the mouth.)

Fulcrum Forceps.—These instruments, of which seven constitute a set, act on the principle of the key and elevator. A glance at their construction

22

『口腔外科学体系』の一ページ[29)]

の意図は、外科に対する反旗と誤解された。当時、医学界は自らの立場を脅かされるという不安と偏見から、専門科の独立には徹底して抵抗するのが常であった。外科医たちは今さらながら、業域保全に汲々《きゅうきゅう》し、口腔外科はあくまで外科として必要な部門であると異議を唱えた。彼らが、歯科医師に口腔領域の外科を奪われることを恐れたことはいうまでもない。

ガーレットソンは、外科と歯科の断絶を憂い、歯科医師は外科的、医師は歯科的知識・技能を欠くため、複雑な口腔疾患では往々にして不幸な事態を招くと鋭く指摘、この両者のギャップに橋渡しをしなければならないと説いた。その強烈な個性と相俟って、説得力ある論理に、外科医側は渋々ながら承服せざるをえなかった。歯科医師側は当然、歯科医学校のガーレットソンは歯科の意向を代表する立場にあると信じ、彼の働きに声援を送った。

ところが、ガーレットソンはＤＤＳであって、ＭＤの資格を有するダブル Double Degree であった。それゆえに彼の目は、口腔外科の位置づけよりも、口腔外科という専門科を確立することに向けられていたようだ。ダブルである彼にとっては、口腔外科が医科に属するか歯科に属するか、それは二の次であったのだろう。

結局、彼の主張が採択されて、同医学会の一分科として口腔外科学会が発足した。けれども、その会員に認められるのはダブルだけであった。外科と歯科の知識・技能を要するのだから、ダブルが担当すべきもの、という割り切った考え方である。

医歯のどちらにも肩入れする意思のなかったガーレットソンにとっては、外科学から口腔外科学を独立させたことで所期の目的を達した。彼のいう医歯の橋渡しとは、口腔外科学をあくまで医学の廂《ひさし》のもとに据えおくという前提のうえで、口腔外科を外科から、いわば暖簾《のれん》分けさせることだった。元々、彼には口腔外科を外科から切り離して、歯科医学に結びつけるという発想はなかったのである。

というのは、彼の口腔外科学の位置づけは、「口腔外科学は歯科医学の一部分に非ず、歯科医学こそ口腔外科学の一分科である。換言すれば、口腔外科学は医学の一部にして、歯科医学は口腔外科学の一部であり、由って歯科医学は医学の一分科である」という三段論法からなっていた。つまり、医学—口腔外科学—歯科医学という一連の図式が、彼の揺るがざるセオリーであった。

彼はその信念に従って行動した。一八六九年、Oral Surgeon として同じフィラデルフィア市内のペンシルベニア大学医学部の附属病院に転じた。それは、公的機関における最初の口腔外科医の採用であり、口腔外科医が認知されたことを意味した。彼にとっては、医科であろうと歯科であろうと、口腔外科医として存分に活動できる場であればよかったのだろう。そこで彼は、口腔外科学の確立と普及に邁進する。

同じ年、『口腔・顎・関連組織の疾患に関する論文』（*16）を発表、さらにそれを大幅に改訂・

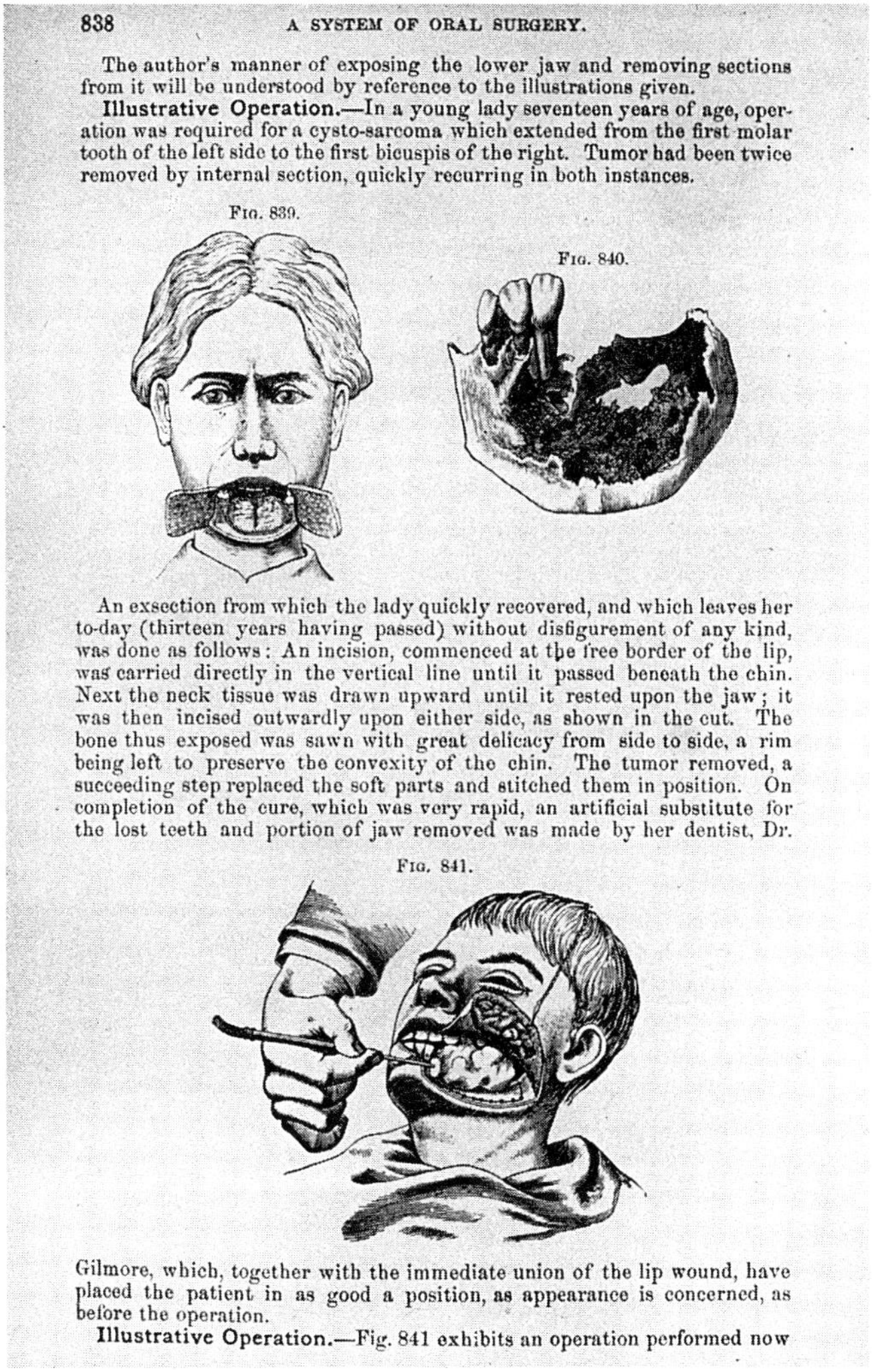
838 A SYSTEM OF ORAL SURGERY.

The author's manner of exposing the lower jaw and removing sections from it will be understood by reference to the illustrations given.

Illustrative Operation.—In a young lady seventeen years of age, operation was required for a cysto-sarcoma which extended from the first molar tooth of the left side to the first bicuspis of the right. Tumor had been twice removed by internal section, quickly recurring in both instances.

FIG. 839.

FIG. 840.

An exsection from which the lady quickly recovered, and which leaves her to-day (thirteen years having passed) without disfigurement of any kind, was done as follows: An incision, commenced at the free border of the lip, was carried directly in the vertical line until it passed beneath the chin. Next the neck tissue was drawn upward until it rested upon the jaw; it was then incised outwardly upon either side, as shown in the cut. The bone thus exposed was sawn with great delicacy from side to side, a rim being left to preserve the convexity of the chin. The tumor removed, a succeeding step replaced the soft parts and stitched them in position. On completion of the cure, which was very rapid, an artificial substitute for the lost teeth and portion of jaw removed was made by her dentist, Dr.

FIG. 841.

Gilmore, which, together with the immediate union of the lip wound, have placed the patient in as good a position, as appearance is concerned, as before the operation.

Illustrative Operation.—Fig. 841 exhibits an operation performed now

『口腔外科学体系』の一ページ[30]

増補・改題して一八七三年に、『口腔外科学体系：口腔・顎・関連組織の疾患と外科の熟考』（*17）（二三×一四・五センチ判、一〇九一ページ、図三七〇枚）を出版した。脂がのった四十五歳の集大成であり、世にでた最初の口腔外科学書であった。

その内容は五十一章に構成され、口腔の解剖にはじまり、歯群、生歯、歯槽膿瘍、齲蝕と齲蝕治療、充填、根管充填、歯痛、不正咬合、露出象牙質、義歯、歯肉と歯肉疾患まで、十五章を歯科治術学および技工学関係の解説に割いている。

本論の口腔外科学関係は、抜歯、局所麻酔、全身麻酔（エーテル、クロロホルム）、唾石症、唾液瘻、扁桃腺、顎骨カリエス、顎骨壊死、口腔外傷、顎骨骨折、顎関節脱臼、エプーリス、アフタ、ガマ腫、神経痛、舌疾患、腫瘍、口腔腫瘍、上皮腫、口唇頬部の手術、口蓋・口蓋口唇手術、口蓋欠損とその手術、口蓋栓子、顎骨切除術を網羅し、とくに口腔腫瘍に六章を費やしている。

これをみると、彼は自らの口腔外科学の概念に従って、医にも歯にも右顧左眄《うこさべん》せず、歯科医師と医師に両用の口腔外科学書を編纂したことがわかる。

その序文に曰く、「歯科医師も医師も、誰でも学識と技能をもって口腔外科学に当たるならば、必ずや最高の成果を得る十分な機会が与えられるであろう。このことが認識されれば、私がこの労作のなかで、またこの準備段階で払った一切の犠牲は十分に報いられる。口腔外

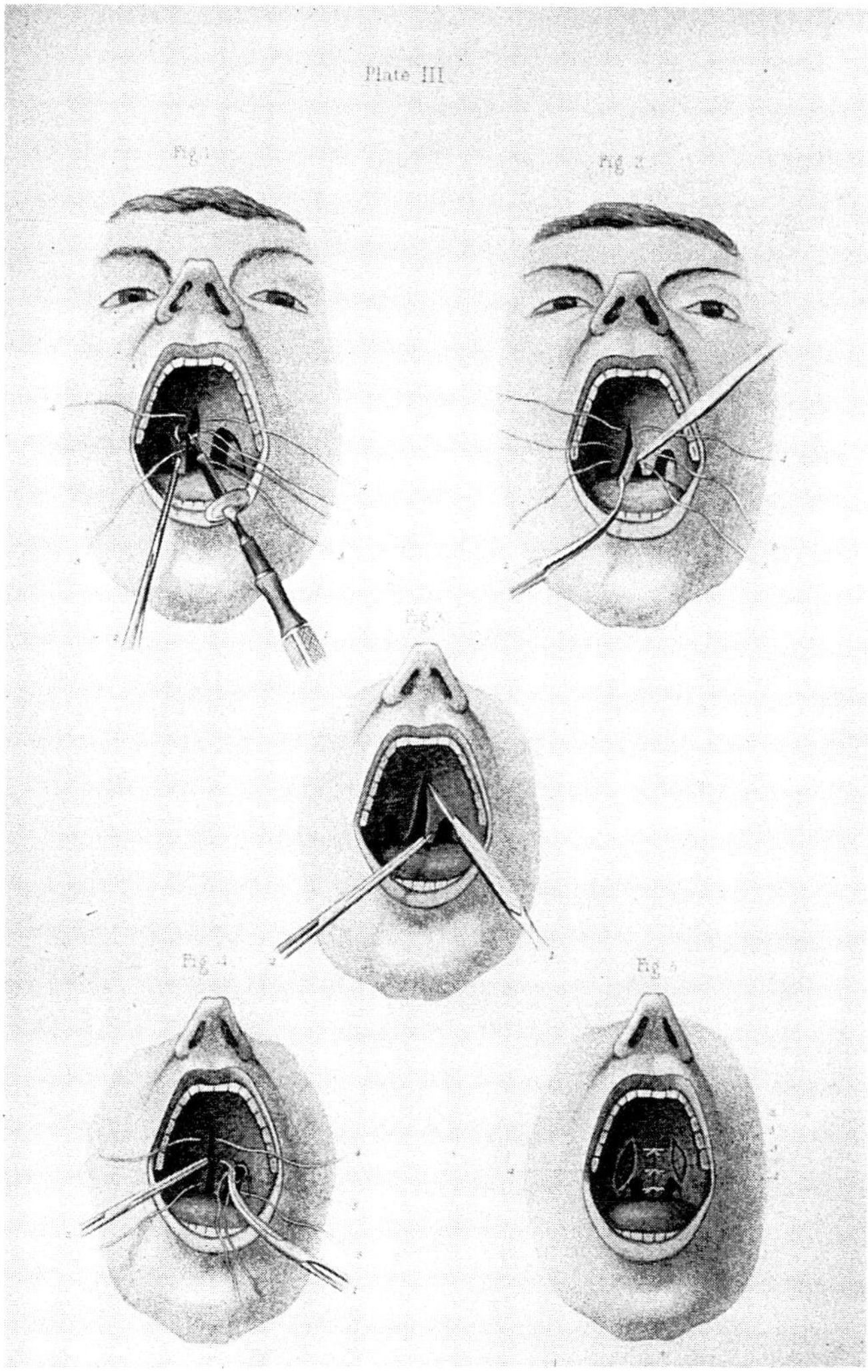

口蓋裂手術の縫合法の図[31)]

科はいかに行われるべきか。外科医によってか、それとも眼科手術のように専門医によってか、それについては著者は論じようとしていない。最高の結果が得られる方法というものは、それ自身の法則を通して自然に慣習となっていくものだ。将来の医業がいかにあるべきかの課題は、安心して将来に委ねればよい」と。

医歯にこだわらぬガーレットソンは、口腔外科をはさんで医歯が対峙する関係にあることを承知しながら、それには触れず、自然の流れに任せればよいと客観視しているのである。

それから彼は、没するまでの十六年間に、同著を六版までエネルギッシュに改訂するが、その内容は版を重ねるごとに累増し、死後三年（一八九八年）たってだされた最終六版では、二五×一六センチ大判で一〇八四ページ、図も九七一枚の大冊となった。

書題は、『口腔外科学と歯科医学の体系：口腔・顎・顔面・歯牙と関連組織の疾患と外科の論考』（*18）と改められた。新たに歯科医学と歯を謳ったタイトルどおり、その構成は歯科治術学 Operative Dentistry 九章、歯科補綴学 Prosthetic Dentistry 五章を包含し、保存・補綴領域が五分の一を占めている。

それは、口腔外科学書というより、歯科医学全書に近い。しかし、彼は序文で「この本はこのままで口腔外科学の、一部のでなくて、その全部の代弁者たりうる」と自負している。口腔外科∨歯科という彼のドクマは、終生変わらなかったようだ。

ともかく、斧をふるって口腔外科学を外科学からもぎとったガーレットソンは、Oral Surgery が医学の一つの分科 Branch として成り立つことを、医歯双方に認めさせたのである。けれども、医学校サイドの反応は一様に冷やかで、以後、口腔外科は継子《ままこ》扱いされることになる。反対に、歯科医学校では必須科目として積極的に採用、口腔外科学は歯科教育に抵抗なく滲透し定着していく。彼の本意は窺う術《すべ》もないが、口腔外科学は医科よりも歯科になじんだのである。

こうしてガーレットソンの教えを受けた卒業生たちが口腔外科学を専攻し、各歯科医学校の口腔外科学専任の地位に就く。彼の助手をも務めたM・H・クライヤーはペンシルベニア大学へ、T・W・ブロフィはシカゴ歯科医学校へ。その他、十九世紀末期から二十世紀初頭にかけて、ノースウェスタン大学のT・L・ギルマー、ミシガン大学のC・J・ライオンズ、J・S・マーシャル、G・V・I・ブラウン、T・フィルブラウンら、ガーレットソンに私淑し影響された人々が、専門医として次代の口腔外科を担っていくのである。

ただし、彼らの大半はガーレットソン同様ダブルであった。そのためアメリカでは、彼ら両刀遣いのまえに、歯科医師資格のみの口腔外科医の活動はしだいに狭められて、ついには医療上、いわゆる小口腔外科 Minor Oral Surgery の域に限局することになる。

口腔外科の創始者ガーレットソンは、前任校フィラデルフィア歯科医学校の懇請を受けて一八八〇年、五十二歳にして校長に迎えられ、それから死するまで十五年間、その席にあった。その間、彼はダブル独占の〝元凶〟とみなされて、シングルの歯科医師から裏切り呼ばわりされ、シングル医師からも執拗な攻撃をうけた。その板挟みから、さすがに剛直なガーレットソンも、晩年、鬱病に悩まされつづけたという。

とまれ、歯科医師や医師というより、口腔外科医としての強烈な自己意識を貫いて、ライフ・ワークの第六版を脱稿した翌年、一八九五年六十七歳でフィラデルフィアに没す。

ボンウィル

William Gibson Arlington Bonwill (1833–99)

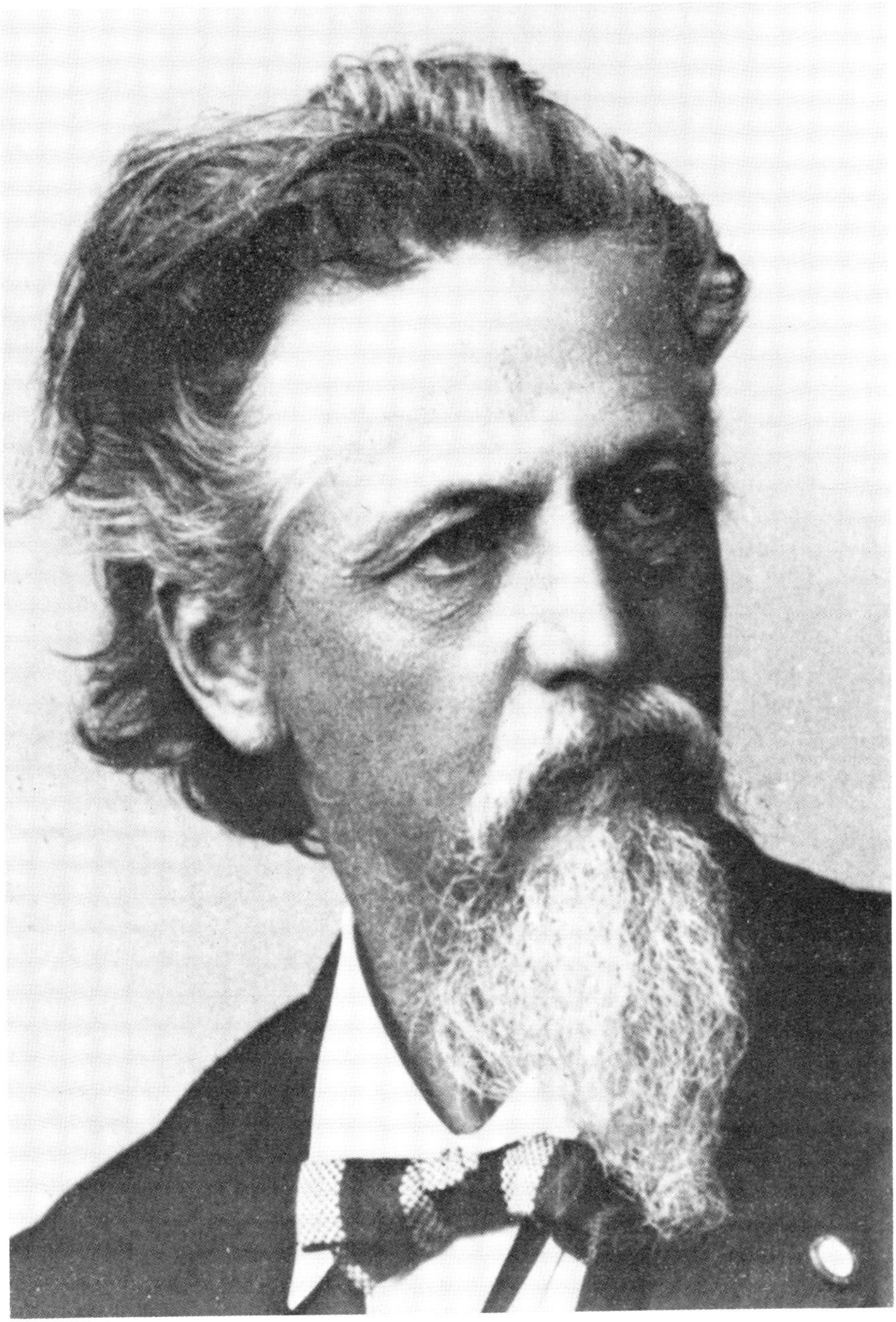

ボンウィル[32)]

一八三三年、アメリカ東部のデラウェア州カムデンに生まれ、幼少のころから工作に巧みで、長じて歯科を志し、同地の開業医S・W・ニールのもとで見習を務めた。本格的な修学を期してボルチモアに赴き、短期間ながらC・A・ハリス（ボルチモア歯科医学校校長）らの教えを受けたあと、創立まもないフィラデルフィアのペンシルベニア歯科医学校に入った。卒業後、州都ドーバーで開業し、市井の一臨床医として十数年を過ごした。

彼が頭角を現すのは、四十歳に間近い一八七〇年代はじめに、大都市フィラデルフィアに移ってからである。一八七四年、彼は当時アマルガムとならんで頻用されていた金箔を充塡する電動マレットを創案し、金箔充塡の第一人者として名声を馳せた。

それを皮切りに、彼の発明の才は堰《せき》を切ったように次々と、今にのこる歯科用機器・材料を生みだしていった。一八七六年には、歯牙隣接面の切削に用いるダイヤモンド・リーマーを作り、翌年、歯科用エンジンを考案して特許を得、一八七九年から彼の名を冠して普及させた。ついで、これを改良した外科用エンジンは、歯根切除や骨外科の穿孔などに欠くべからざる用具となる。

その他、窩洞乾燥用の吸湿紙、カーボランダム・ディスク、マトリックス・バンドを案出し、架工歯に代わる有鉤局部床義歯に工夫を加えるなど、その斬新かつ豊富なアイデアと知恵は、大小を問わず歯科臨床のあらゆる領域に及んだ。

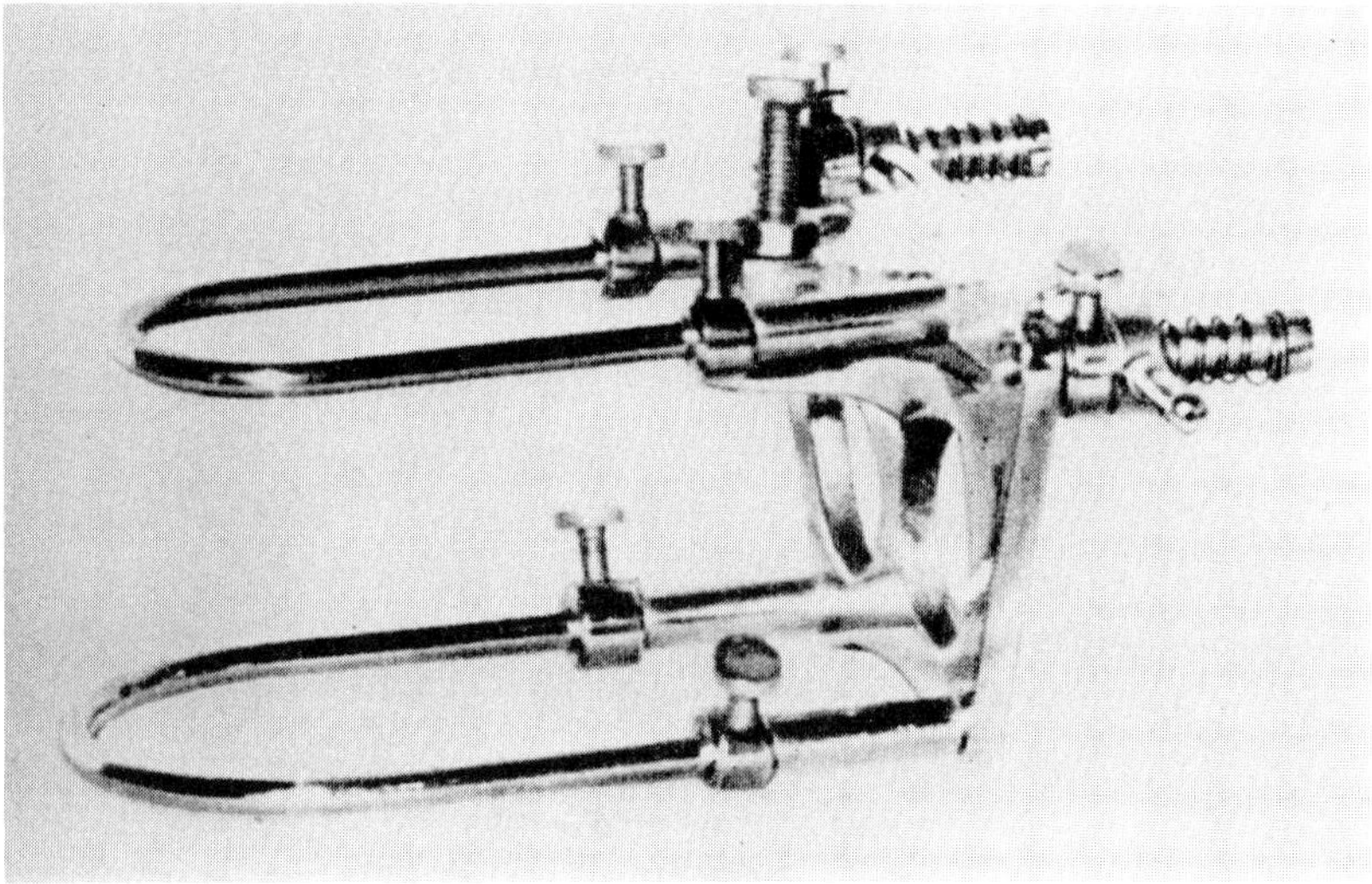

ボンウィルの開発した咬合器[33)]

ボンウィルの業績でもっとも評価されるのは、一八八七年の咬合器の開発である。彼は独自の研究から重要な解剖的知見に着目し、人の下顎骨の両側の関節顆頭頂と下顎中切歯点を結んでできる三角形は、つねに一辺ほぼ四インチの正三角形をなすと発表した。この基本形は、いわゆる下顎三角またはボンウィル三角と呼ばれ、近代的な咬合理論の基礎となるセオリーであった。

彼はこの理論に基づいて、解剖的咬合器を実用化する。このボンウィル式は、顆路傾斜を付与せずに、同三角を規準とした顆路によって、開閉・前後・側方運動ができる咬合器であった。複雑な下顎の動きを模型上に再現しようという試みは、すでに一八四〇年代から行われてきたが、ボンウィルのそれは、使用可能な最初の咬合器であったので、またたく間に広く臨床に普遍した。のちの研究によって、ボンウィル三角は必ずしも定型ではないことが証明されたが、咬合器の設計基準として揺るがず、そこから各種の新しい咬合器が派生した。その意味から、ボンウィル式は咬合器の原型ともいわれる。

蛇足ながら、彼のマルチ的才能は歯科にとどまらず、穀物採取器、安全ピン、靴紐の考案・改良などさまざまな分野にわたり、有用な発明家として重宝がられた。

ほかの先人と異なり在野の臨床医として、一八九九年六十六歳で、発明に明け暮れた生涯を終えた。

口腔細菌学

ミラー

Willoughby Dayton Miller (1853–1907)

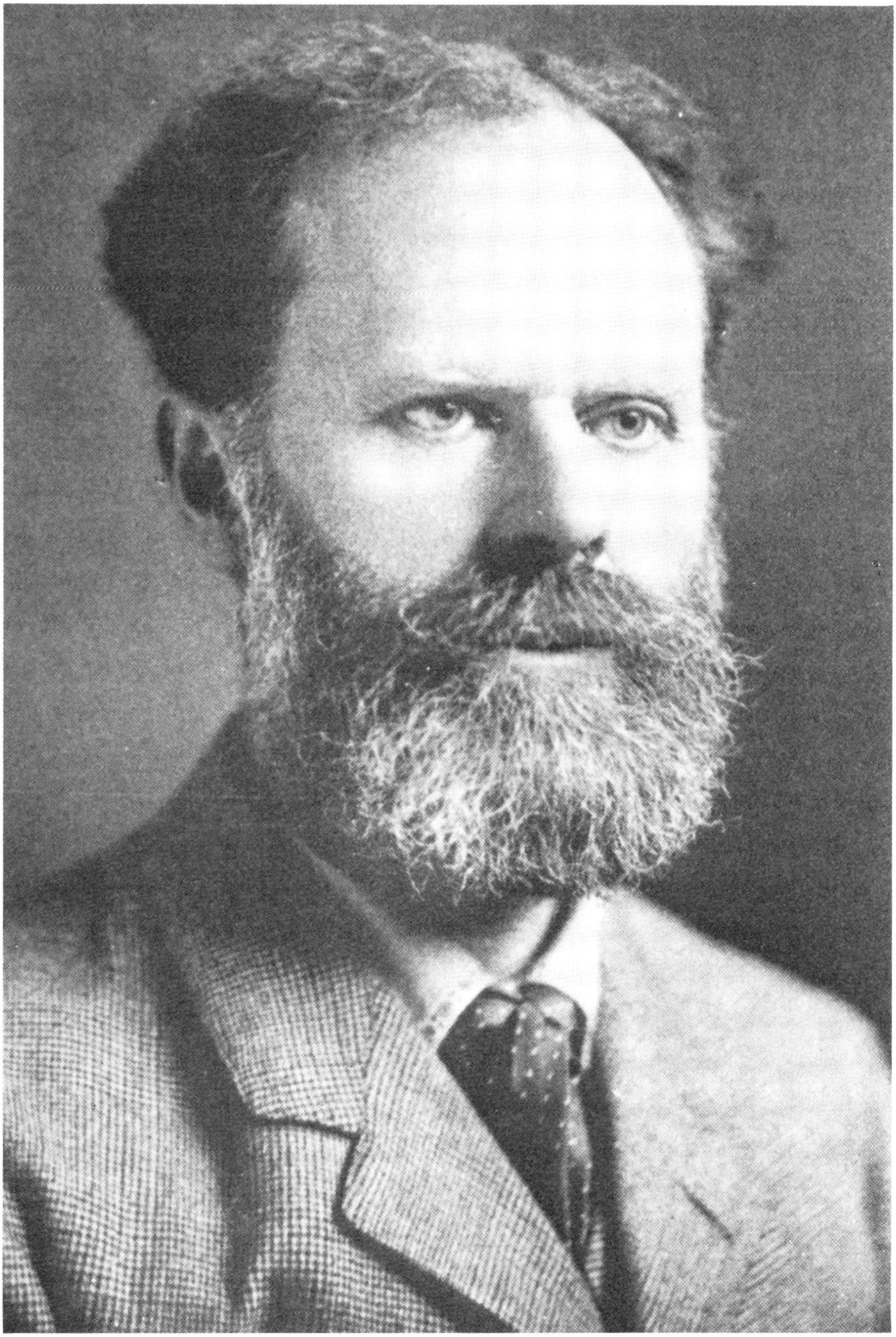

ミラー[34]

ドイツ系移民の後裔として、一八五三年オハイオ州アレクサンドリアに生まれ、一八七五年にミシガン大学理学部を卒業した。理学者を志してイギリスのエジンバラ大学に留学し、苦学しながら自然科学を修めたが、一年ほどでドイツのベルリン大学に転校した。しかし学資金がつづかず病を得て休学、同郷の名士F・P・アボットを頼って、同家の家庭教師となった。

のちに義父となるアボットが開業歯科医師であったことで、ミラーは歯科医学の洗礼を受けることになる。向上心やみがたく、たまたまアボットを訪れたJ・トルーマン（のちにペンシルベニア大学の二代目の歯学部長）の知遇を得て、一八七七年に帰国してペンシルベニア歯科医学校に入学、翌年同校はペンシルベニア大学に移管されたことから、一八七九年に同歯学部の第一回卒業生となった。

ふたたびベルリンに戻った彼は、アボットを手伝いながら、ロベルト・コッホに師事して、彼の研究所において念願であった細菌学の基礎研究に着手する。

一八八一年に早くも、処女論文『口腔内の電気的経過』（*19）を発表し、齲蝕の化学説を唱えて、当時の齲蝕電気理論に反論を加えた。それから死亡するまでの二十六年間に、一六三の研究論文を著すことになる。

その翌年、彼は自らの研究テーマに、「齲蝕に対する微生物の影響」を選び、口腔の微生物

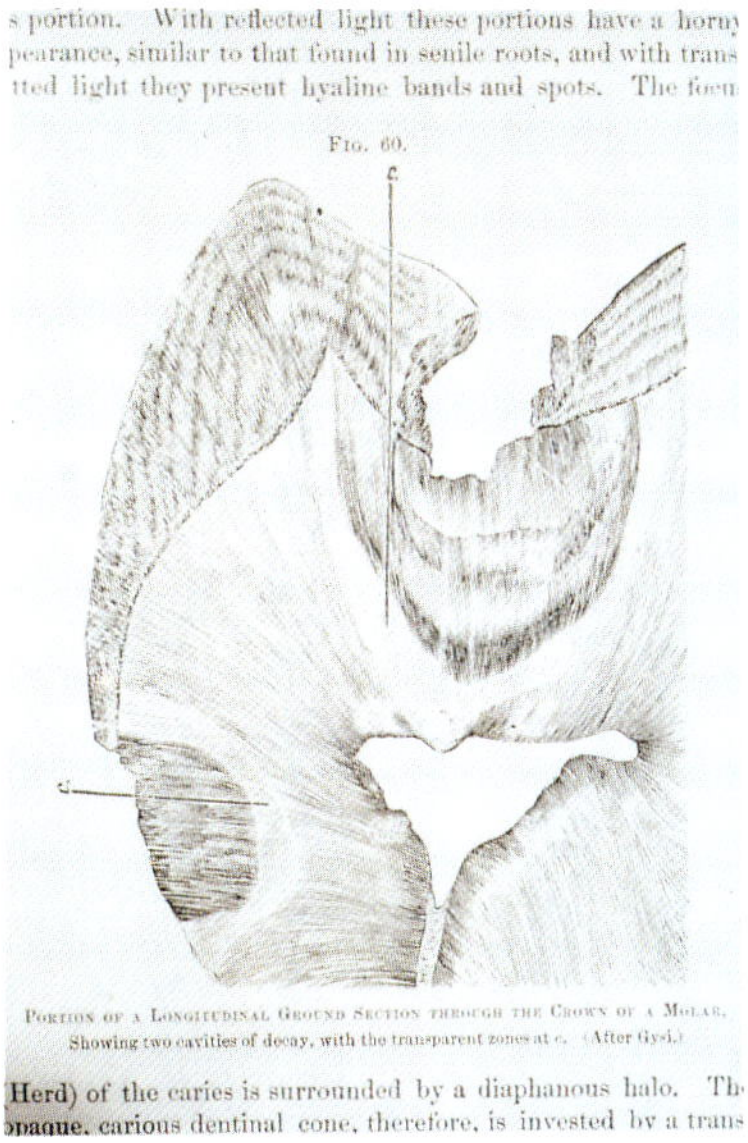

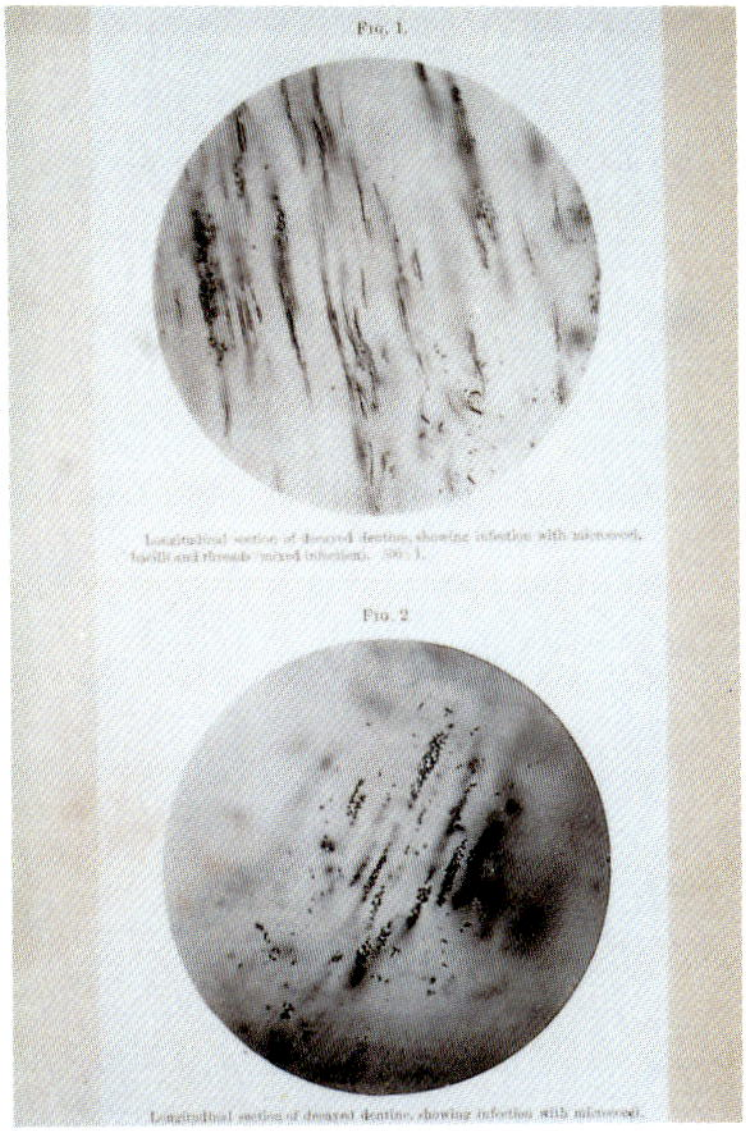

『口腔の微生物』の2ページ[35)]

という未知の分野にその第一歩を踏み出した。そして自然科学的な手法を採り入れて、さまざまな角度から精密な基礎実験を試み、齲蝕と微生物との関係を探求しつづける。半固形培地での細菌培養法に通じていた彼は、口腔内細菌の種類や酸産生能力を検査・判定することができた。その粘りづよい精神力とずばぬけた集中力をもって、地道に着実にデータを積みかさねていった。

当時は、歯蟲がムシ歯をおこすと根強く信じられていた時代であったが、齲蝕の成因に関しては研究者間では、腐敗もしくは寄生説 Septic or Parasitic Theory と化学寄生説 Chemico-Parasitic Theory が対立していた。

ミラーは、口腔内でつくられる酸が齲蝕発生に大きな働きをすることを洞察し、両説とは別の方法で実験を推しすすめた。まず、酸が口腔内のどこに発生するのか、あらゆる条件を取捨しながら検索をつづけた。その間、『口腔内における醗酵』（*20）、『その齲歯との関係』（*21）など、齲蝕の成因に関する一連の論文を発表していった。

こうした研究活動が評価されて、一八八四年、ドイツで最初の歯科医育機関として開設されたベルリン大学歯学科 Zahnarztliche Universitats-Institut に招かれ、講師として歯科保存科に所属し、まもなく教授となる。

彼は臨床医として基礎をバックグラウンドに、その知識と経験を生かし、基礎医学に裏づけされた臨床知見を生みだしていった。一八九六年には、その研究成果を『歯科保存学教科書』（*22）として集成することになる。

一八八九年、彼は足かけ十年に及ぶ研究を総括し、『口腔の微生物』（*23）（二六×一八センチ判、二九五ページ、図一二八枚）をベルリンで出版した。「微生物によって引き起こされる局所的および全身的疾患」と副題された同著は、画期的な齲蝕成因論を展開していた。ときに、ミラー三十六歳。

彼は齲蝕組織である軟化象牙質を化学的に分析し、象牙細管内に存在する微生物が、糖や澱粉培地で発育する際に乳酸を産生し、それが象牙質のカルシウムを溶解・消失させることを突きとめた。そして食物中の炭水化物（含水炭素）が唾液によって分解・糖化され、そこに細菌酵素が発酵して有機酸を生じ、それが歯質の蛋白質を脱灰すると説明した。

つぎに、脱灰によって軟化した蛋白質は溶解するとし、その溶解はペプシン（蛋白質を分解する酵素）に類する蛋白質分解性の細菌酵素に由るという仮説を立てた。

すなわち、齲蝕発生の機序を歯質の脱灰と溶解の二相に分け、「含水炭素なくして酸はなく、酸なくして齲蝕は生ぜず。Without carbo-hydrates no acids, without acids no caries.」と結論づけたのである。これが、いわゆる世にいうミラーの化学細菌説（化学寄生説 Chemico-Parasitic Theory）であった。

彼が打ち樹てた学説は、齲蝕疾患解明への手がかりを与え、その齲蝕成立過程に疑問を残しながら、齲蝕研究の主流として裾野を広げていく。今日でも、彼の齲蝕成因説は、齲蝕探求の原点となっているといえよう。

同著は翌一八九〇年には、『The Micro-Organisms of the Human Mouth』と題して英文に翻訳され、フィラデルフィアで出版された。ミラーの名はドイツ国内はもとより、歯科における古今第一の基礎医学者として世界的に知れわたった。

その学問的業績を讃えて、彼の母校ミシガン大学、ペンシルベニア大学はじめ数多くの大学が、彼に名誉博士号を贈った。また、三十九の専門協会が彼を名誉会員に推戴した。

一方、彼はドイツ中央歯科医師会の会長に推され、信望厚く、在任六年間に会員数を三倍に増強した。また、歯科講師協会・基金の会長や歯科教育関係者のリーダーとして、名実ともにドイツの歯科医師の支柱となった。

国際的にも衆望をあつめ、C・ゴードンのあとを推されて、一九〇四年から三年間、国際歯科連盟（ＦＤＩ）の二代目の会長を務め、創設まもない同連盟の名を高からしめた。さらに、一九〇九年にベルリンで開くＦＤＩの第五回国際歯科会議の会長に選ばれたが、不可避の事態のためにその任は果たせなかった。

このように斯界の尊崇を一身にあつめ、あらゆる栄光につつまれながら、少しも驕らず、ミラーの慎みぶかい温厚な性格は変わらなかった。功なっても彼は雑務を厭わず、ベルリンのアメリカ人会や所属教会の世話人を務めた。

輝かしい業績と相俟って、その謙虚な人柄は、各国の垂涎《すいぜん》の的となった。ベルリン大学は、今では彼が満足に活動のできる場ではなくなっていた。ミラーの研究室は、三平方メートルの広さにすぎなかった。連邦議会でも、この高名な学者の待遇方が論議の的となったが、いっこうに改善される気配はなかった。診療室も手狭で患者があふれ、老朽化した講堂は床が抜け落ちる危険があり、学生たちが拍手喝采して足踏みすることを禁じるほどであった。

そんな状況を見越して、いくつかの大学が彼にプロポーズした。なかでも、母校ミシガン

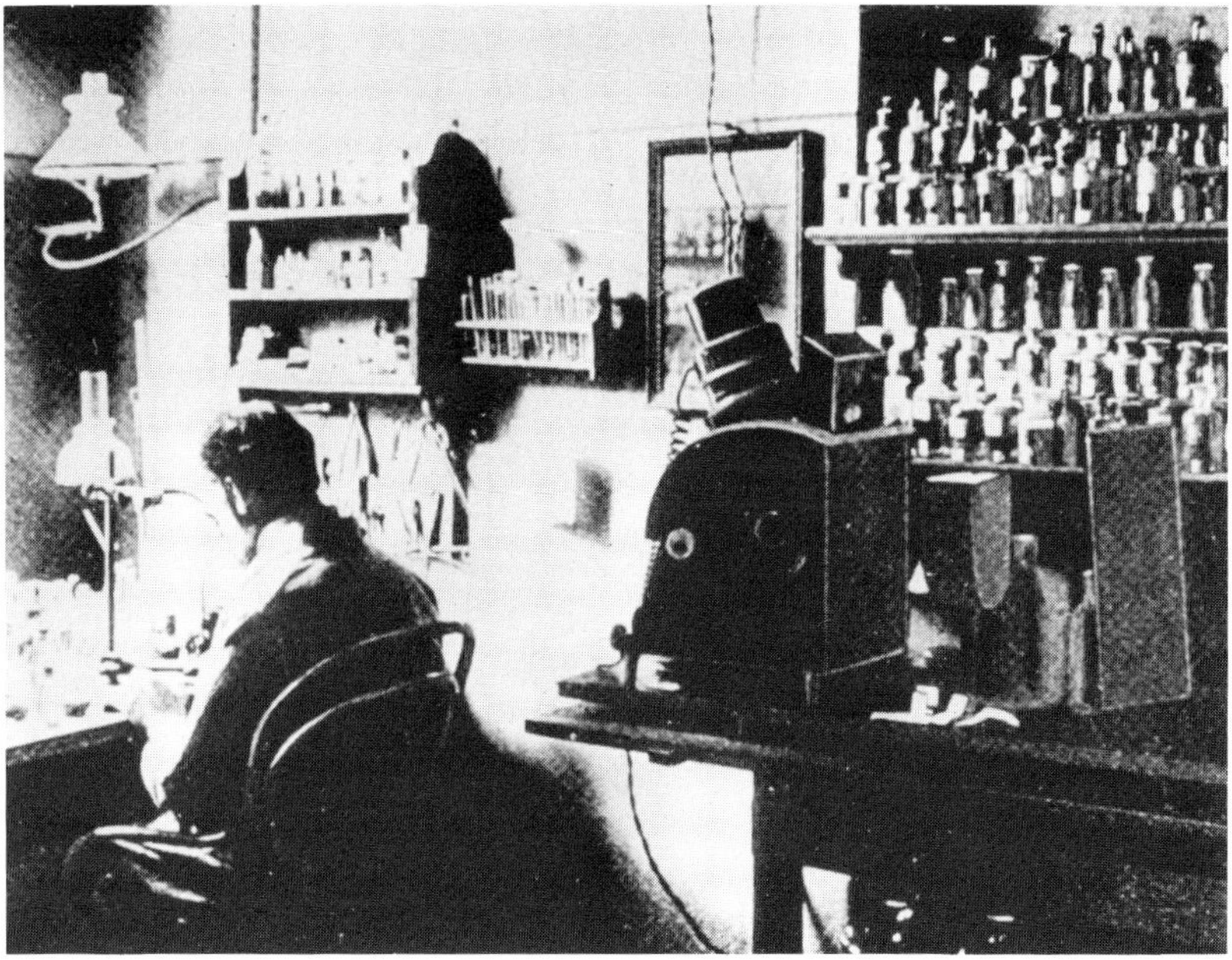

ベルリン大学のミラーの研究室[36)]

大学の歯学部は彼を招聘すべく、礼を尽して帰国を懇望した。ここに至ってベルリン大学は周到狼狽、彼を引きとめるべく奔走する。両者の間にあってミラーは悩み迷い、心労の末、自らの学問に専念できる道を選択した。

ミラー離任の報に、ドイツ関係者は慨嘆し落胆した。彼がベルリンを去るに際し、国はプロシア皇帝の枢密顧問官の栄誉を授け、歯科医師会は新たに設立したミラー財団の憲章を贈って、別れを惜しんだ。

一九〇七年六月、ミラーはミシガン大学歯学部長として着任するため、帰国。アメリカ歯科界あげて、彼を熱狂的に迎えた。それは、アメリカ歯科医学史にのこる出来事であった。

彼は任地アンナーバーに赴くまえに、アレキサンドリアの親戚を訪ねた。不運にも、そこで予期せぬ虫垂炎に罹り、オハイオ州ネワークの病院に入院する。七月、摘出手術中に心臓発作をおこして急逝……。享年五十四歳。

この突然の悲報は、世界の斯界に衝撃を与え、不世出の医学者を襲った運命の皮肉を呪い、その計り知れない損失を痛惜し、その早すぎる死を悼んだ。

歯科保存学

ブラック

Greene Vardiman Black (1836–1915)

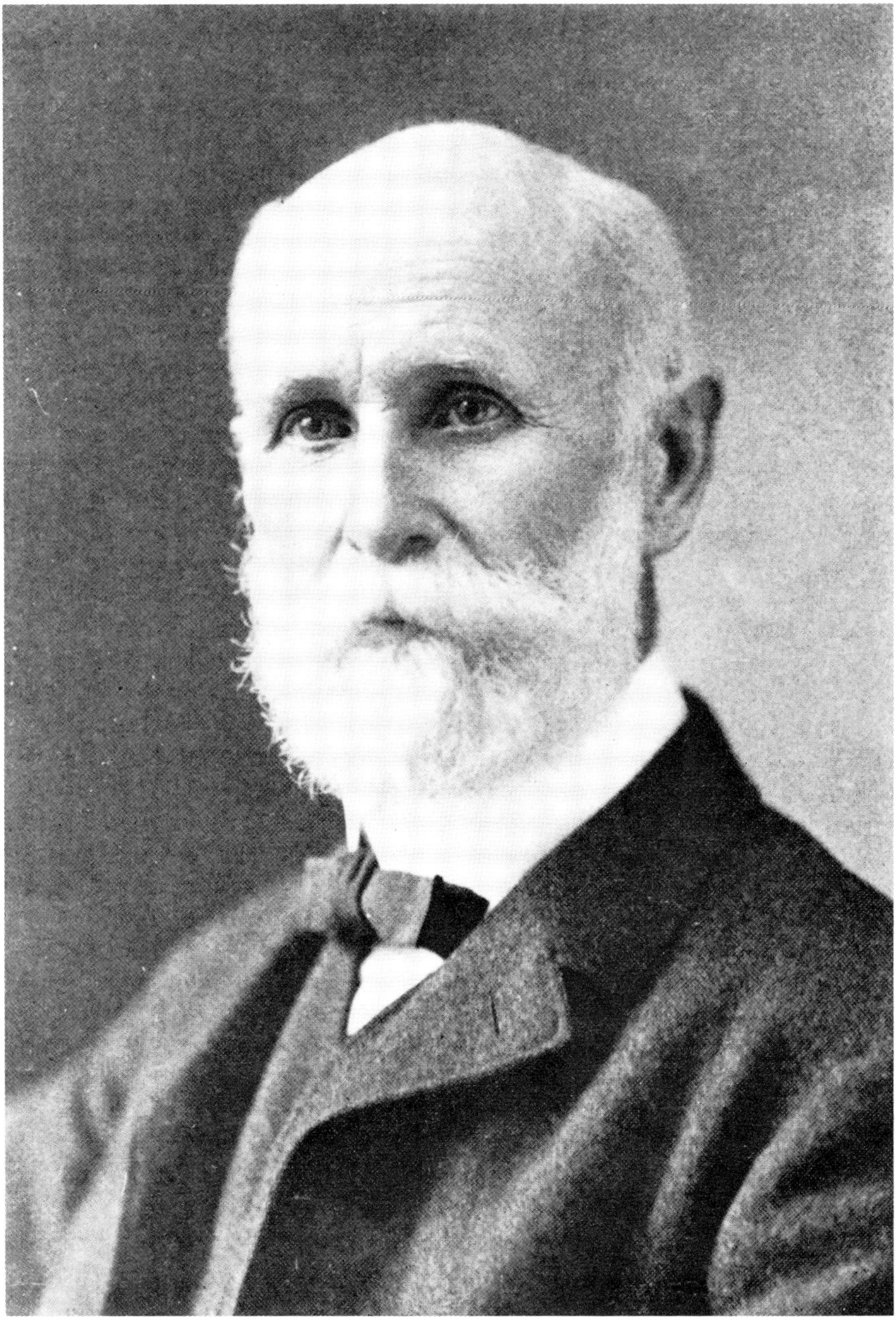

ブラック[37)]

一八三六年、イリノイ州ウィンチェスターに生まれ、長じて医師であった兄の影響を受けて、スターリングの開業歯科医師のもとで修業し、一八五八年に故郷で開業した。当時、東海岸とオハイオ州に四校ほど歯科医学校はあったが、彼は正規の学校教育なしに、独学で免許を得たのである。

南北戦争に参加したあと、一八六四年ジャクソンビルに開業した。生来の努力家ブラックは診療のかたわら、独り臨床的な研究に取り組んだ。博覧強記のうえ、自分で実験に必要な器械・器具を設計し作製してしまう。その独創性と精緻さは、天賦《てんぷ》の才であった。数年を経ずして彼の存在は注目をあつめ、一八七〇年には三十四歳にしてイリノイ州歯科医師会長に推された。

同じ年、セントルイスのミズーリ歯科医学校に教授として招かれ、病理学・組織学・歯科治術学を担当する。同校で十年間を過ごし、一八八三年にシカゴ歯科医学校の歯科病理学教授に転じ、ついで一八九〇年にはアイオワ市のアイオワ大学歯学部に引っ張られ、歯科病理学・細菌学教授として赴く。翌年ノースウェスタン大学歯学部の開校に際し、乞われて、ふたたびシカゴにもどって、同校の歯科病理学・細菌学教授となり、一八九七年からは歯科治術学教授をも併任する。

これらの大学を渡り歩きながら、彼は基礎・臨床を問わず歯科の全域に及ぶ研究活動を繰りひろげ、その枯渇を知らぬ頭脳から、次々に多様・多彩な新知見を送りだしていった。このマルチ人間ブラックを、基礎医学者あるいは臨床医学者というような枠組みにはめこむことは難しい。彼にとっては両者の区分はなく、基礎を臨床に活用し臨床を基礎にフィードバックさせ、縦横にその研究を展開して未開拓の分野に光をあてていった。

一八八〇年代前半には、彼は微生物学的研究をすすめ、齲蝕と口腔内常在菌の関係を実験的に検索し、一八八四年に『口腔微生物による毒素の形成』(*24)を発表した。彼は、唾液の平均成分や粘度と沈着物の内容の比較検討を重ねたうえで、W・D・ミラー説を十分に尊重しながら、唾液中の細菌の役割に偏重していると批判し、齲蝕は部位によってその発生に相違があることを指摘、それは表面の沈着物（プラーク）の性質と付着状況に原因すると主張した。

つづく一八八〇年代後半には、臨床病理学的手法で齲蝕の病因を考究し、『歯髄の病理と歯根膜の疾患』(*25)（一八八六年）、『骨膜と歯根膜の組織学的性質の研究』(*26)（一八八七年）、『人間歯牙の記述的解剖学』(*27)（一八九一年）を次々と著し、一連の病理組織学的知見を解明していった。

とりわけ、エナメル質形成不全やエナメル質亀裂などの組織学的検索と、あわせて歯質の物理的強度の実験に力を注いだ。

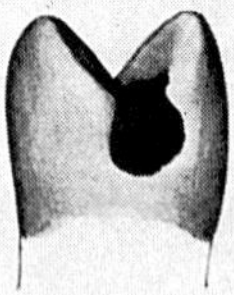

FIG. 239.

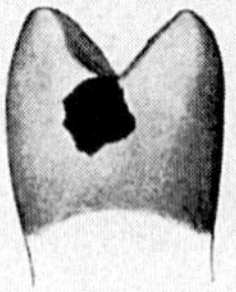

FIG. 240.

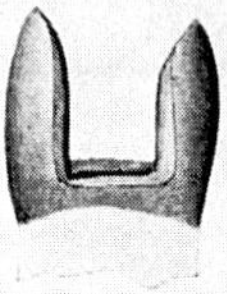

FIG. 241.

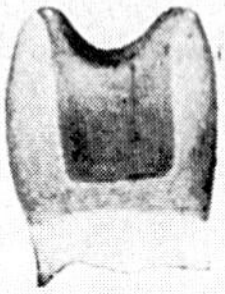

FIG. 242.

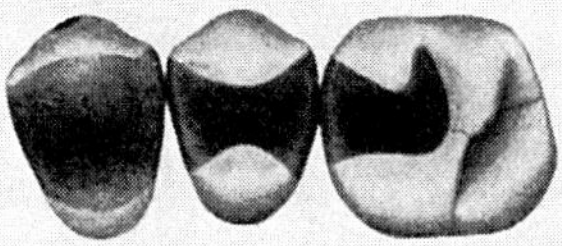

FIG. 243.

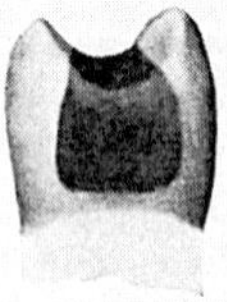

FIG. 244.

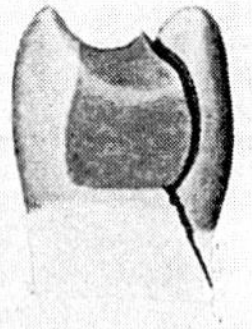

FIG. 245.

FIGS. 239, 240. Distal and mesial views of the first bicuspid, showing the decays. Examination reveals extensive exposure of the pulp, which must be removed.

FIG. 241. The prepared cavity. Notice that the enamel has been cut away just over the points of the cusps.

FIG. 242. The cavity filled. Notice that the filling material protects the entire occlusal surface so that the danger of the cusps being split off by the wedging of food between them is removed.

FIG. 243. The finished case as seen from the occlusal view.

FIG. 244. A view of the first bicuspid, as often filled, in mesio-occlusal-distal cavities after removal of the pulp, which gives the appearance of a much better tooth.

FIG. 245. This exhibits the usual result of a filling placed as shown in Figure 244, which, sooner or later, is pretty sure to occur from the wedging of food between the cusps.

『歯科治術学』の一ページ[38)]

こうした微生物学、臨床病理学、物理学などの多角的な基礎研究を通して、ブラックは齲蝕の治療法の原理を導きだしていく。すなわち、齲蝕の部位別・程度別・進行方式別の病的変化像を科学的かつ系統的に把握し、深部象牙質齲蝕や歯根部齲蝕には、酸以外の因子が考えられると推論、さらにこうした各種の臨床像に対しいかに対応するか、という治療方法を追究するのである。

一八九一年から『デンタル・コスモス』誌上に、『エナメル質窩縁の処理』(*28)と題し、充塡に関する一連の論文を発表し、齲蝕の病理研究に裏づけされた窩洞形成の原則を打ちだした。ここで彼は、エナメル質の組織構造と齲蝕による物理的変化に応じて、適切な窩洞形成を行うべきであると主張し、とくに、二次齲蝕を生じやすい窩縁部には、適切な形態に仕上げた充塡物を緊密に適合させる必要があることを説いた。

さらに、その臨床理論を掘り下げて一八九五年、同誌に『歯牙疾患と実地歯科手術、ならびに充塡材の理学的性質との関係における人の歯の理学的性質の研究』(*29)を発表した。彼はS・G・ペリーやM・H・ウェッブの見解を推しすすめ、歯質の保護と充塡物の保持にあわせて、窩洞形成に際し罹患歯質を除去するにとどまらず、再発を予防するため、周囲健康歯質をも削除し、齲蝕免疫域に窩洞の外形を拡大することを提唱した。

これに基づいて、歯の自浄作用にかかわる形態的特性と不潔域の範囲に応じて、歯面の各部における予防拡大の原則を打ち樹てたのである。これが、世にいうブラックの「予防拡大Extension for Prevention」の理論である。

現在では保存学の常識であるが、当時は、治療を唯一目的とした充塡理論のうえに、再発の予防法を構築した画期的な窩洞形成論であった。彼はこの独創的理論を臨床に応用するために、技術上のシステム化を図った。

まず、予防拡大の原則に従って、窩洞を一級から五級までの五クラス（Class I Cavities-Class V Cavities）に分類し、齲蝕の病態と治療方式を簡略化した。つまり、小窩裂溝齲蝕に対する一級窩洞、臼歯の隣接面齲蝕に対する二級窩洞、切歯・犬歯の隣接面齲蝕に対する三級・四級窩洞、歯頸部齲蝕に対する五級窩洞である。

あわせて、窩洞を構成する各部位の名称を統一し、各窩洞の形成に使用するエキスカベーターを、角度と大きさに従って規格化した。さらに、一八九三年に考案したバネ式の咬合圧測定器を用いて、歯や充塡物にかかる咬合力を分析し、窩洞に充塡する材料の理工学的性質とその取り扱いを究めて、充塡材のサイドからも自論を補強した。

こうした歯質と技法の両面にわたる総合的なシステム化によって、ブラックの充塡治療法の体系が確立された。ブラック五十九歳のときである。

ブラックの窩洞分類法 Black's Classification of Cavities は、のちにデービス Davis の

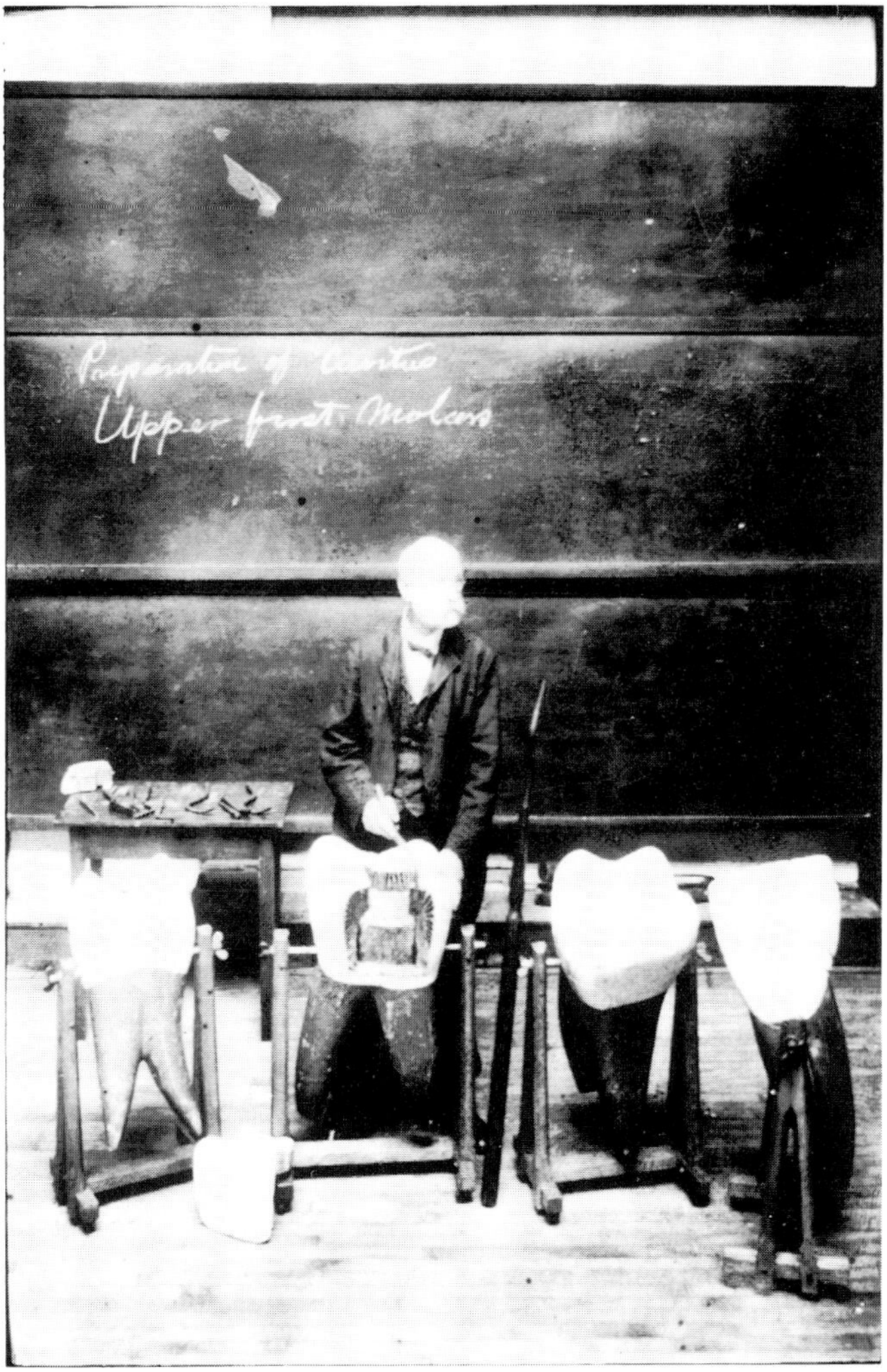

保存学講義中のブラック[39)]

六級窩洞（咬耗などの欠損に対する窩洞）が追加されるが、臨床上きわめて便宜な分類法として、今日に至るまで広く用いられている。

彼は、この充塡治療システムを教育カリキュラムに導入し、学生たちに均しく簡略化・規格化した理論と実技を実地指導することによって、教育効率を飛躍的に高めた。この新しい実習教育は注目を浴び、ノースウェスタン方式として各校に普及していった。彼は、歯科医学教育にいわゆる技工学 Dental Technology という概念をはじめて持ちこみ、患者臨床の基礎教育としての技工実習を定着させたのである。

同時に、ブラックは充塡材の研究成果として、アマルガムの改良合金を発表し、充塡治療学に革命をもたらした。

アマルガムは十九世紀後半から、金箔に代わる有力な充塡材として漸増してきた。しかし、その収縮・膨張や辺縁破折などの材質的な欠点を忌避する者と、反対に窩洞への適合性に加えて、金箔に比し操作が簡易で廉価という利点を擁護する者と、賛否両論が対立していた。熱心な研究者はアマルガムの魅力を捨てきれず、組成の改良に腐心してきた。

ブラックもまた理工学的実験を通して、アマルガム硬化が操作法によって著しく左右されることに着目、硬化時の寸法変化や水銀・合金の適正比率を分析していった。その結果、硬化後の物性を最大限に高める合金処方として、銀六八%、錫二五%、金または銅五%、亜鉛一％の粉末組成を導き出したのである。これはベストの平衡性合金として、アマルガム反対論を終息させ、多年にわたった賛否論争にピリオドを打たせた。

彼のアマルガム充填は、それから十年後に登場するインレー充填とならんで、永久修復材として歯科臨床に普及するのである。今日では、従前の削片型合金に対し、球状の合金粒子を噴霧して作られたアマルガム球状合金 Spherical Amalgam Alloy や、従来の銀錫合金に多量の銅を混合した高銅アマルガム High Copper Amalgam が頻用されている。

ブラック処方のそれはすでに、七十年余にわたる役割を終えて、従来型アマルガムと呼ばれているが、現在のアマルガムの臨床と研究の基礎を培ったことは否定できない。とりわけ、アメリカにおいては今日でも、アマルガム修復は臼歯部修復の過半を占めているのである。

さて、ブラックは一八九七年、衆望を担ってノースウェスタン大学の歯学部長を併任する。一九〇〇年以降は、教育者として尽力する一方、同学の子息A・D・ブラックの献身的な協力を得て、自らの研究の集成に傾注する。一九〇八年、七十二歳にしてライフ・ワーク『歯科治術学の研究』（*30）を上梓した。同著は、『歯牙硬組織の病理学』（二六×一七・五センチ判、三一九ページ、図一八七枚）、『充填歯牙の専門的処置』（四三〇ページ、図四七八枚）の二巻より構成されている。

彼は序文で、歯とその支持組織の疾患の病因学と病理学を包含していることから、本来、

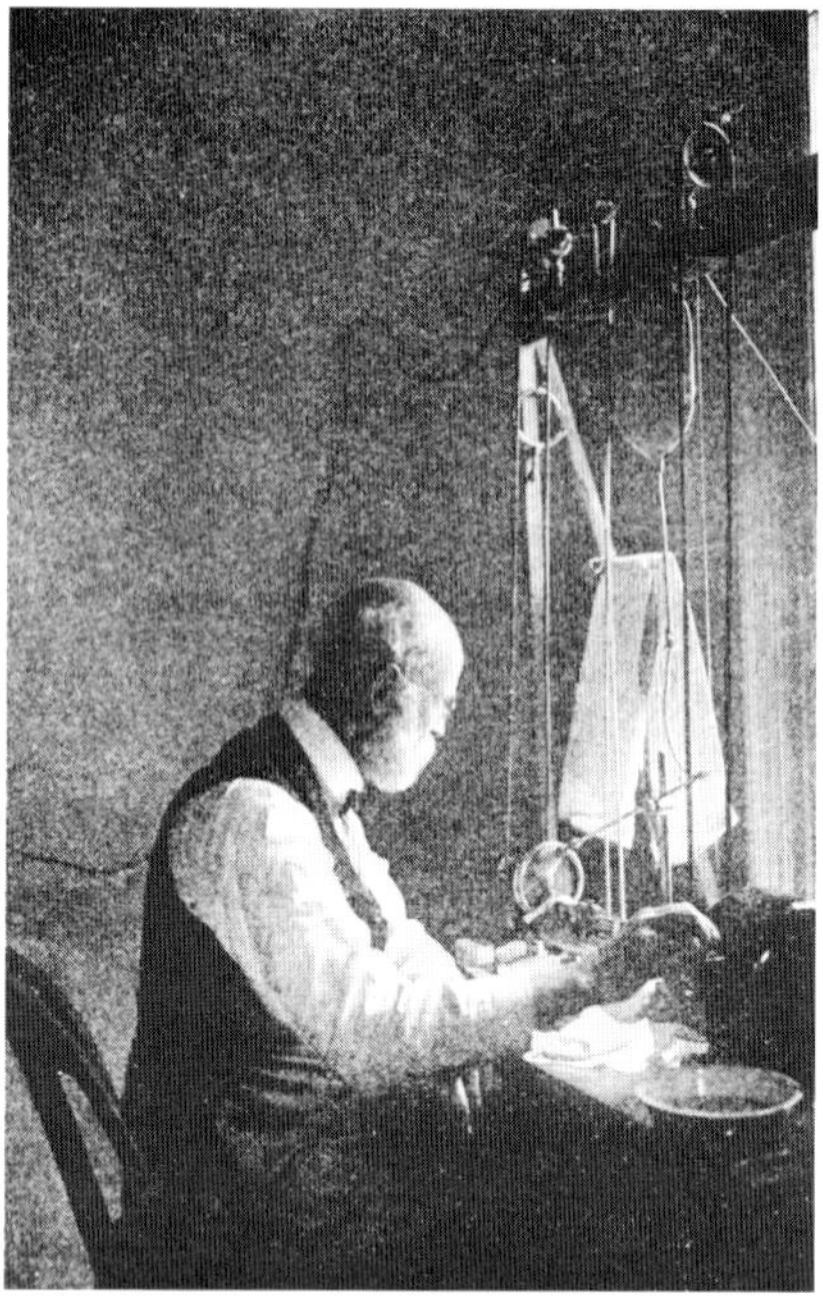

研究室で実験中のブラック[40)]

タイトルは「歯科病理学各論と治療法 Special Dental Pathology and Treatment」とするほうが適当であろう、と断っている。内容的には、歯牙硬組織（齲蝕、エナメル質減形成、斑状歯、糜爛、磨耗）、歯肉・歯根膜組織、歯髄・歯根端周囲組織の疾患と治療法を、基礎・臨床の両サイドから系統的にまとめている。

それ以外のすべての疾患はその延長線上にあるとみなし、歯科治術学の一部分としてすべての予防業務を含むのがもっとも論理的であると、Operative Dentistry の概念を自説する。充填学を中核としたブラックの臨床研究の集大成といえるこの大著は、それからA・D・ブラックや弟子たちに守られ受け継がれ、歯科治術学のバイブルとして、半世紀にわたって版を重ねていく。

同著を出したあと、老いを知らぬブラックは、自らの基礎研究の集成を急ぐ。一八八四年

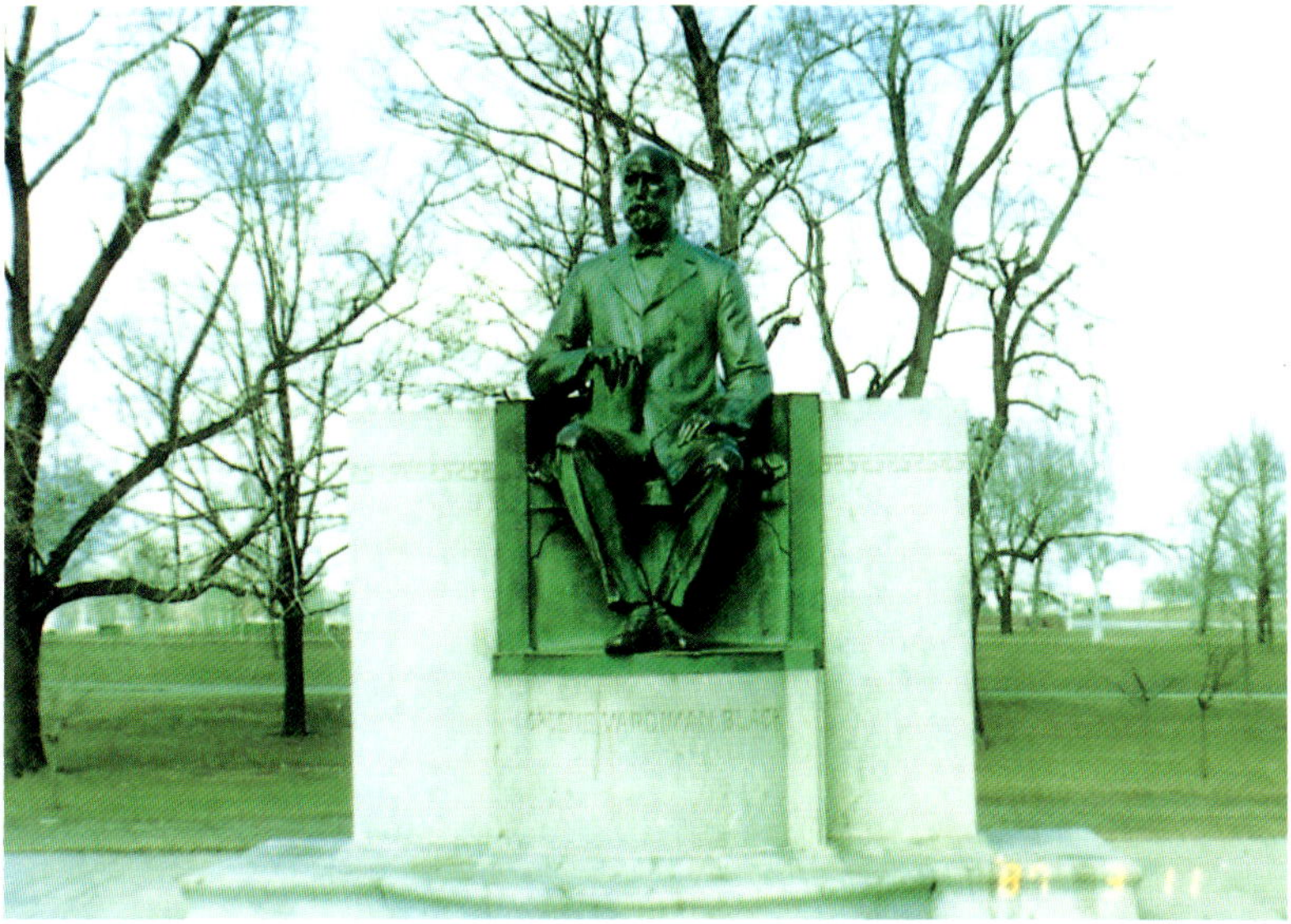

シカゴのリンカーン公園にある座像[41]

の『口腔微生物による毒素の形成』にはじまり、一八八六年の『歯髄の病理と歯根膜の疾患』、一八八七年の『骨膜と歯根膜の組織学的性質の研究』につらなる一連の歯髄と歯根膜組織の病理学的な探究に、たゆまぬ努力をつづけた。

そして一九一五年、『歯科病理学各論』(*31)(二六×一七・五センチ判、四七二ページ、図五二三枚)を出版した。彼はここに、歯髄、歯根端周囲組織、口腔軟組織の疾患、病巣感染を臨床と関連づけながら病理組織的に解明し、その病態ケースを通して、それに対する治療法を系統化した。それは、前著とならぶブラックの基礎研究の集大成である。同著が上梓されたのは、実に彼の死のわずか六カ月前であった。

かくブラックは、物理学、細菌学、組織学、病理学、治術学、理工学など、歯科のあらゆる分野にわたって創意と工夫をめぐらした。種々雑多に使われていた専門用語を統一し、歯科医学の学術用語を制定した、弦《げん》の端で歯頸部を把握するラバーダム・クランプを考案した、象牙質消毒剤として三種の薬物を配合した一・二・三合剤を処方した、安定したアマルガム合金を製造し製品化した等々、歯科界にのこした彼の足跡は枚挙にいとまがない。

彼の現れる以前と以後では、斯界は歴然たる様変わりをみせた。まさに、ブラックの前にブラックなし、ブラックの後にブラックなし……。アメリカにおいては、パイオニアとして讃えるにとどまらず、彼をして〝近代歯科医学の父 The Father of Modern Dentistry〟という最高の尊称で呼ぶ由縁が、ここにある。

歯科界に聳立《じょうりつ》する不世出の研究者として、温和にして謙虚な熱誠あふれる教育者として、尊崇にかこまれ敬愛につつまれながら、一九一五年、七十九歳でシカゴに長逝した。

ノースウェスタン大学の誉れ高い歯科治術学教授の席は、A・D・ブラックが継いだ。さらに二年後、彼は父が十八年間つとめた歯学部長に推され、父子二代にわたってその職を全《まっと》うするのである。

歯科矯正学

アングル

Edward Hartley Angle (1855–1930)

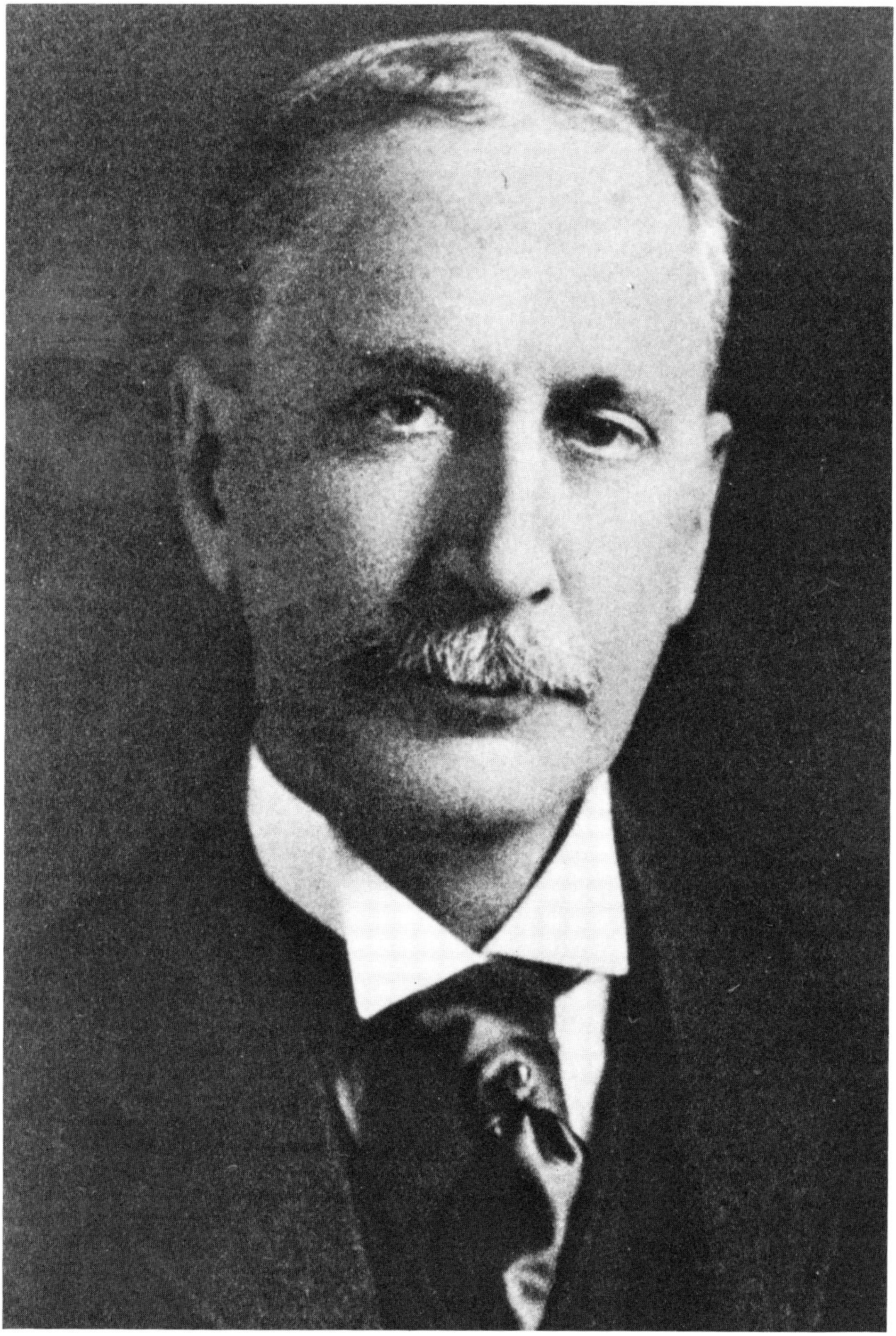

アングル[42]

一八五五年、アメリカ東部ペンシルベニア州のヘーリックに生まれ、一八七八年ペンシルベニア歯科医学校を卒業した。同州のトワンダで開業したのち、ミネソタ州のミネアポリスに移る。そのころから矯正方面に傾斜し、当時まだ未知数であった矯正臨床の可能性を模索しつづけた。

一八八六年、ミネソタ大学歯学部の開設に伴って、開業のかたわら研学の道に入った。そこで彼が担当したのは、組織学、矯正学、歯の比較解剖学であった。

翌一八八七年、彼はワシントンで開かれた第九回国際医学会の歯科分科会において、世にアングル矯正法の第一声を放った。

それは『矯正学における調整と保定の新法に関する報告』（*32）と題し、自ら考案したネジ式帯環と弾力弧線と保定装置を用いて、歯列の調整と保定を図る歯弓拡大法であった。

この口演は追加討論を収録して、同年『歯の不正の矯正治療法』（*33）と題して印刷された。

そのシステムは、先輩学者の厳しい批判を受けながら、革新的な理論構成と独創的な技法ゆえに大きな反響を呼んだ。時にアングル三十二歳、すでに同時代の大家N・W・キングスレイの域を超えていた。

ついで、一八八七年に不動固定法、一八八九年に最初のアングル式矯正器、一八九一年には後頭固定法および咬合固定法を次々に発表していく。さらに、一八九九年のヘッド・ギアー、頤帽装置（チン・キャップ）の考案につづく。

一八九二年、ミネソタ大学教授から、シカゴのアメリカ歯科医学校の矯正学教授に転じ、さらに一八九五年にはセントルイスのマリオンシムズ大学歯学部に移った。

この間、彼はひたすら矯正治療の効率を高める装置と手技の創案・改良に努め、あわせて顎骨骨折の処置や外科的矯正の研究をすすめた。こうした一連の研究を通して、第一大臼歯の喪失が矯正治療に及ぼす影響に着目し、その鋭い洞察が第一大臼歯位置不変論につながることになる。

一八九五年、アングルは二十年にわたって蓄積してきた研究をまとめ、『歯の調整と保定と上顎骨骨折の治療に関するアングル法』（*34）を発表した。それをさらに全面的に改訂し、一八九八年に畢生の著『歯の不正咬合と上顎骨骨折の治療法　アングル法』（*35）（一五×二三センチ判、三〇五ページ、図二九九枚）を出版した。そこには、彼自ら「アングル法」と名づけた矯正法が見事に体系化されていた。彼は、咬合の不正を解剖的な正常咬合に改善することを歯列矯正の目標とし、技術上のもっとも重要な原則は単純化であると喝破し、緻密な合理性をもって、そのシステムを徹底して簡略化し規格化することに努めた。

まず、なんらの装置を要せずに簡便に不正咬合の病態を情報化できる分類法を設計した。すなわち、先人の複雑・不便な方法を排し、形態学的に上顎第一大臼歯の位置は不変である

In the subdivision of the First Division one of the lateral halves *only* is in distal occlusion, the relation of the other lateral half of the lower arch being normal, all as shown in Fig. 25.

THE SECOND DIVISION is characterized by less narrowing of the upper arch, lingual inclination of the upper incisors, and more or less bunching of the same, as in Fig. 26, and is associated with normal nasal and lip function, Fig. 27.

FIG. 28.

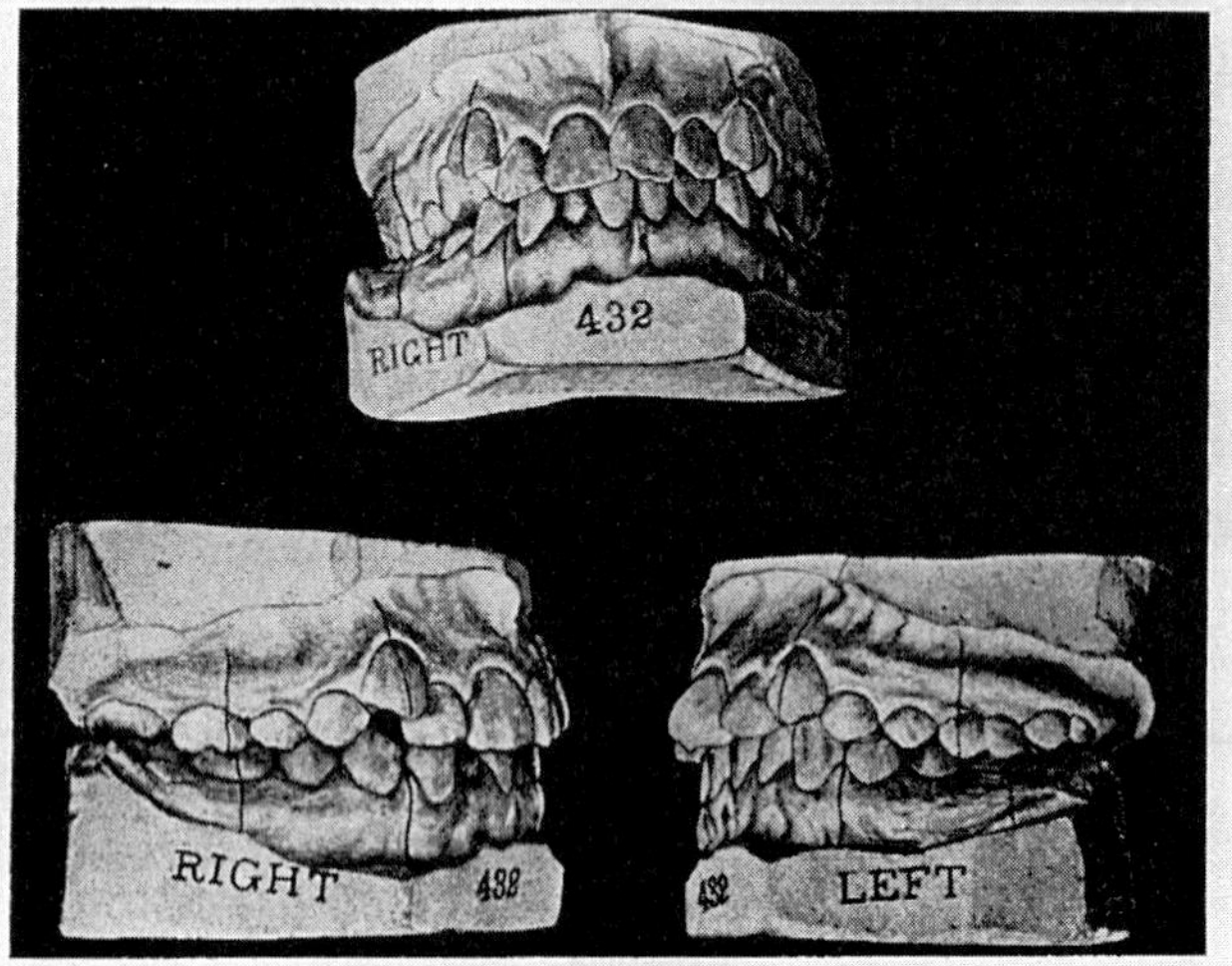

The peculiarities of the *subdivision of the Second Division* differ from those of the main division, just described, in that one of the lateral halves of the lower arch only is in distal occlusion, the other being normal, as in Fig. 28.

Class III.—The relation of the jaws and dental arches is abnormal, the lower being more or less mesial to the upper. There is one division and a subdivision.

『不正咬合の治療法』の一ページ[43]

と定め、同歯を基点とした上顎歯列弓を基準にして、咬合を近遠心的関係から正常咬合、下顎の遠心咬合（さらに二類に区分）、下顎の近心咬合の三種類（三級）に簡略化したのである。

彼はこの分類法に基づき、合理主義に徹して、使用する主たる矯正用器材を規格化し、症例に応じてユニット式に装置を作製し、装着し、経過観察できるようにした。これによって必然的に、アングルの歯弓拡大弧線装置 Expansion Arch Appliance による治療システムが確立されることになった。アングル四十三歳のときである。

このアングル法の基本をなす不正咬合の分類法は、いくつかの欠点を指摘されながらも、診断・治療に欠くべからざる規準として、現在に至るまで広く用いられている。

完璧主義者アングルはさらにたゆまぬ検討を重ねて、九年後の一九〇七年、本文・図ともに前著の二倍に及ぶ『アングル法　歯の不正咬合の治療法』(*36)を著し、〝アングル矯正治療学〟を完成させ、彼の評価は頂点に達した。

それは、それまで装置の考案・改良のみに停迷していた矯正治療を、生物学的観点から歯列弓を通して不正咬合の本態を観察・研究し、矯正臨床に新しい領域を開拓、歯科矯正学を近代的科学として確立したのである。

自らに厳しさを課して、彼の探求心はとどまるところを知らなかった。一九一一年、歯冠の傾斜移動のみしかできない歯弓拡大弧線装置の欠点を補うため、歯根の移動をも可能にする唇側弧線装置として、釘管装置 Pin and Tube Appliance を考案した。ついで、一九一三年には紐状弧線装置 Ribbon Arch Appliance を発表、この新法によって自らの釘管装置を事実上葬り去るのである。

一九二〇年にはブラケット・バンドを創案、アングルの飽くなき追求はつづく。一九二八年『最新最良の矯正のメカニズム』（*37）と題して、『デンタル・コスモス』誌上に新しい紐状弧線装置を提示し、それから十年間にわたって次々とそれを用いた治療法を連載する。

これが、いわゆるエッジワイズ弧線装置 Edgewise Arch Appliance であった。同法は、理想的なアーチ形に屈曲したワイヤー Arch Wire をタイ・ブラケット Tie Bracket を通して各歯に結紮し、正常咬合に矯正する全帯環装置であり、現在のエッジワイズ法の基礎をなす治療法である。だが、彼はこの生涯の研究の総仕上げを懸けたメカニズムの完結をみずに、卒然として逝く。

そのため、アングルのエッジワイズ法は正統に継承されるに至らないが、エッジワイズ法はその後継者たちによって確立される。現在、代表的なものとしてツイード Tweed 法、ブル Bull 法、ノースウェスト Northwest 法などがあげられる。

前後するが、いつのころからか彼は、矯正専門医の養成を期し、一九〇〇年、セントルイスにアングル矯正歯科学校 The Angle School of Orthodontia を設立し主宰した。それは、

CLASSIFICATION AND DIAGNOSIS OF MALOCCLUSION. 41

THE DIVISION comprises cases in which all the lower teeth occlude mesial to normal the width of one bicuspid tooth, as shown in Fig. 29, or even more in extreme cases, Fig. 30. The arrange-

FIG. 29.

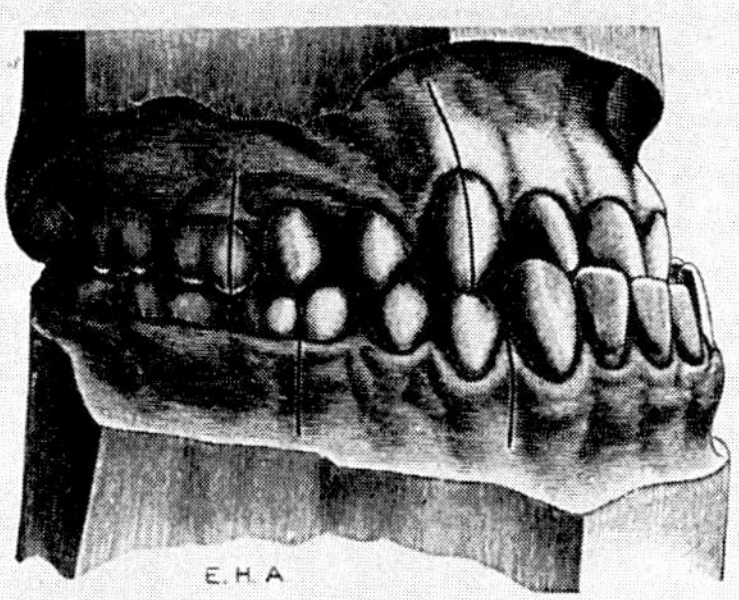

FIG. 30.

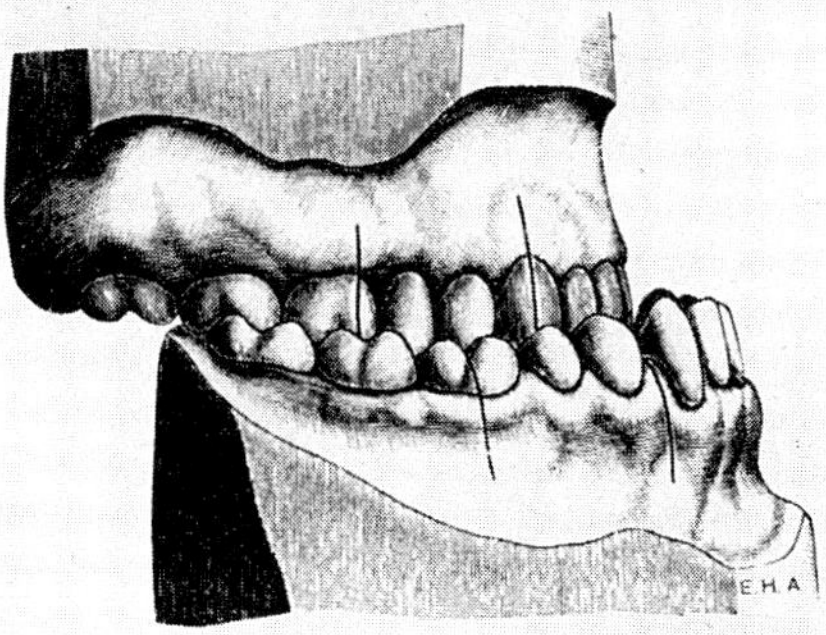

ment of the teeth in the arches varies greatly in this class, from that of quite even alignment to considerable bunching and overlapping, especially in the upper arch, Fig. 275. There is usually a lingual

不正咬合の分類の模型図[44]

あくまで私塾的なポストグラジュエート教育であったが、アングルは校長として矯正専門医を志す歯科医師の指導に限りない情熱を燃やした。彼は、歯科矯正学は専門教育として教授すべきであるという強い信念をいだき、歯科教育から独立させた養成を考えていた嫌いさえある。

翌一九〇一年には、アメリカ矯正歯科学会 American Society of Orthodontia を結成し、会長として矯正専門医の組織化に力を尽し、ついで一九〇七年に専門雑誌『アメリカの矯正歯科医 The American Orthodontists』を発行し、歯科矯正学の研鑽と普及を図った。

一九一四年六十歳のとき、過労から矯正歯科学校を閉鎖し、一切の公職を捨てて、二年後にカリフォルニア州のパサデナに引退する。けれども、彼を慕い彼の教えを求めて多くの学究が集まり、アングルをそのまま隠棲させることはなかった。

一九二〇年、彼は弟子たちに担がれて、同地に州認可のアングル矯正歯科医学校 The Angle College of Orthodontia を設立した。一九二七年に閉校するまで、ふたたび校長として教育に研究に忙殺されるのである。

とりわけ彼は当初から、正常咬合を矯正の目的とする立場から、治療に際しすべての歯を保有すべきであると首唱し、矯正における抜歯を否定した。これに対し、シカゴ歯科医学校の矯正学教授C・S・ケースらは、不正咬合の治療を顔面頭蓋との調和におくという観点か

アングル

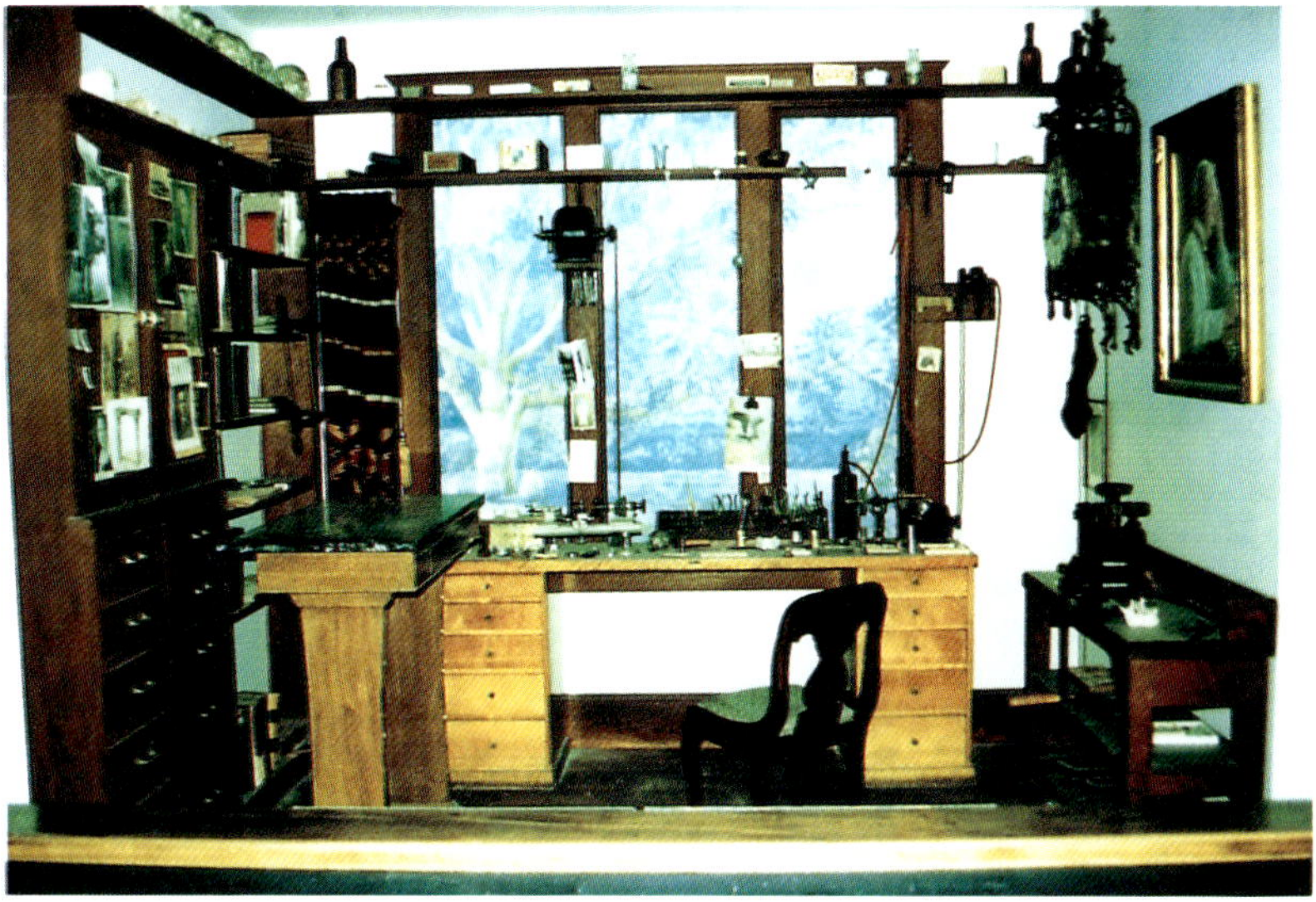

アングルの研究室を再現した時代ルーム[45)]

ら、抜歯の必要性を主張した。対蹠《たいしょ》する両者は三十年以上の長きにわたって、世にいう〝抜歯論争〟を繰り広げたのである。

しかし、アングルは頑として自説を譲らず、非抜歯論を認めさせるためにあらゆる努力を払った。反対論者はその固執を嘲笑ったが、彼は弟子たちにもけっして矯正抜歯を許さなかった。

一九三〇年、七十五歳の老軀を押して著書の改訂準備に余念なかった彼は、過労のため同州のモニカビーチで休養、夜半、執筆中、心臓発作に襲われて急死した。抜歯論者はその死を悼みながら、彼はアングル法を擁護するための間断なき闘いに疲れ果てていた、と評したという。

歯科保存学

タガート

William Henry Taggart (1855–1933)

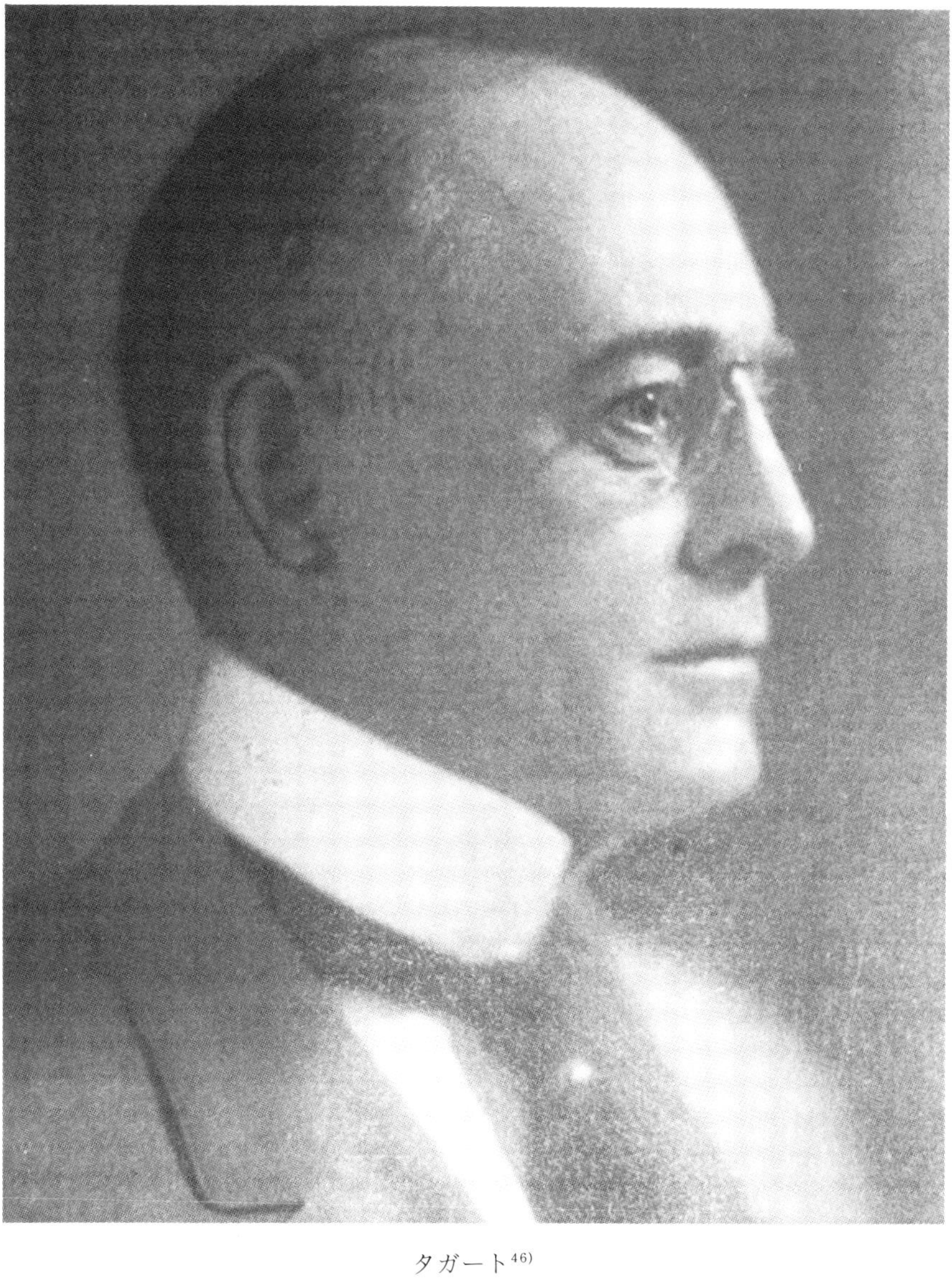

タガート[46)]

一八五五年、アメリカ中部イリノイ州のフリーポートに生まれ、一八七八年にフィラデルフィア歯科医学校を卒業した。のちシカゴに開業し、評判の高い臨床医として四半世紀を過ごした。

その間、独創的な才能とそれを実行する緻密な能力を備えていた彼は、はやくからメタル・インレーに着目し、独り地道に実験を重ねていた。

当時、臨床では金箔充塡が最高の術式とされ、各地にその研究会がつくられ、毎月、講演会や講習会が催されていた。ついで、アマルガム充塡の技法が臨床医の関心をあつめた。

この塡塞積層法に対しインレー充塡では、陶材を焼成する術法が先行していたが、一八七六年にパリのB・J・ビングが、金箔などを用いて印象採得した箔型に溶金を流してインレーを作る方法を発表、さらに一八八七年にはC・L・アレキサンダーが、金箔で包んだ（金箔印象から作った）蠟型を石膏に埋没し、そこに溶金を流し込み、自ら鋳造充塡 Cast Filling と名づけるなど、一部でメタル・インレーの開発が試みられていた。けれども、いずれもいまだ模索の域を脱しなかった。

タガートは、先人の使った金箔型を放棄し、ワックス印象から得た蠟型を、自製の埋没剤に埋没し、これを加熱して蠟を消失させたのち、その中空に、やはり自製の鋳造器でスプルー孔から熔金を圧迫注入させた。その方法は、収縮・膨張を計算に入れた独自の埋没剤と、圧搾空気の圧力で熔融金属を一気に注入する鋳造器を用いたことから、簡易に、しかもきわめて精密な鋳造体を得ることができた。

一九〇七年五十二歳のとき、彼はニューヨークでこの新しい金インレー鋳造法を発表した。これは当時の歯科関係者を驚嘆させ、彼の名は一躍全米に鳴り響き、歯科界の輿論《よろん》はタガート法によって独占された。同法はまたたく間に広がり、大きな窩洞の金箔充填やアマルガム充填に取って代わった。とりわけ、操作が煩雑で費用と手間のかかる金箔充填は、容赦なく隅へ追いやられた。

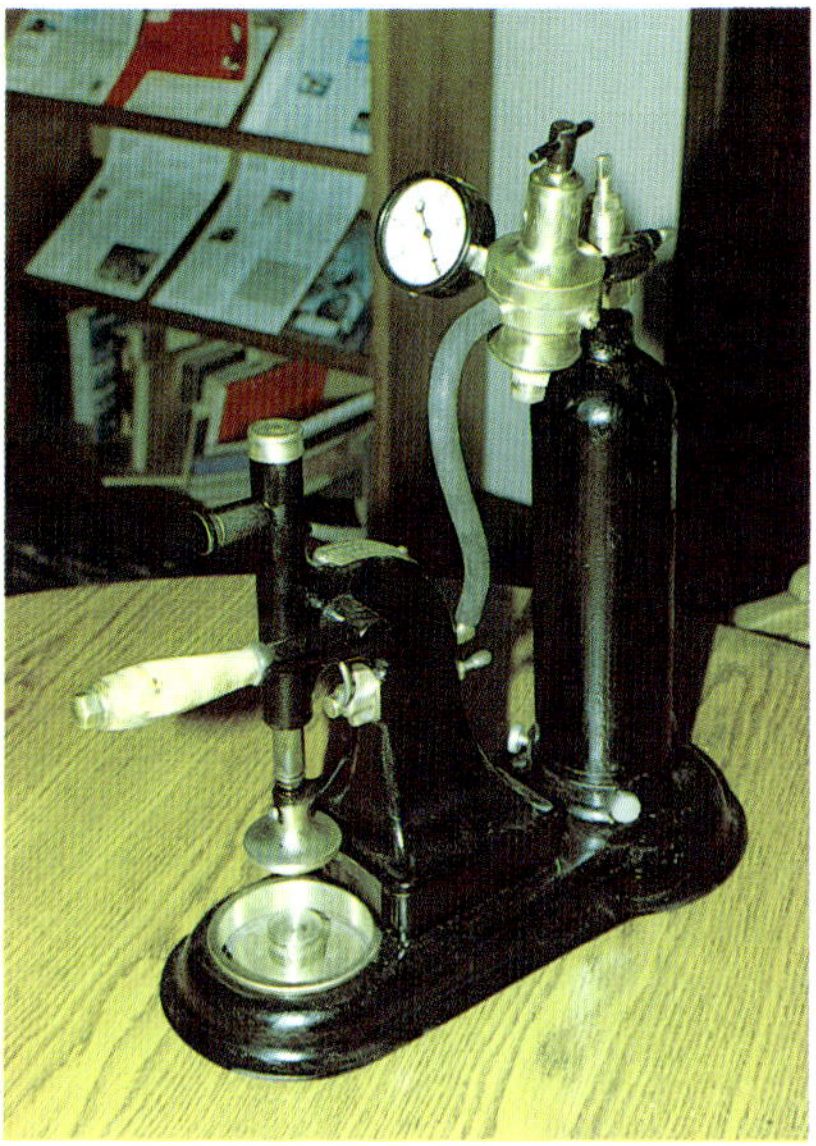

タガートの開発した鋳造器[47]

降りやまぬ称賛の嵐を浴びていたタガートだったが、鋳造器の類似品が出回りはじめたことに憤慨し、その年に自製の鋳造器の特許権を得た。当時は、発明家がアイデアの保守と代償を求めて、特許を取得するのは常道であった。彼は販売した鋳造器と鋳造法の特許使用料を歯科医師に請求、この対応をめぐって斯界は二分した。

そのさなか、すでにいくつかの同種の特許がだされていたことから、タガートはそのうちの二氏に対し特許権侵害の訴訟をおこした。

ところが、法廷の席で或る歯科医師から、すでに十年前に圧搾空気による金鋳造法を行っていた、という証言も飛びだし、プライオリティ（先取権）をめぐって泥試合になった。タガート法はそれまでのどの類法より一段と優れており、しかもすぐに臨床応用ができる形で提起したことを評価し、彼に同情を寄せる者も少なくなかった。しかし、長い法廷闘争の末、彼は一九一三年と一九一八年の両判決に敗訴し、特許権を失った。

泥にまみれて、それ以降、彼の活動は影をひそめ、汚名を拭いさることもなく、十五年後の一九三三年、七十八歳で人知れず没した。

とはいえ、タガート法は、保存臨床に一大変革をもたらし、歯科医療を一八〇度方向転換させ、金属鋳造に関する理工学的研究を主流とする時代を招来した。終生を臨床医として送った彼は、この一法をもって、今にその名を残す。

歯科補綴学

ギージー

Alfred Gysi (1865–1957)

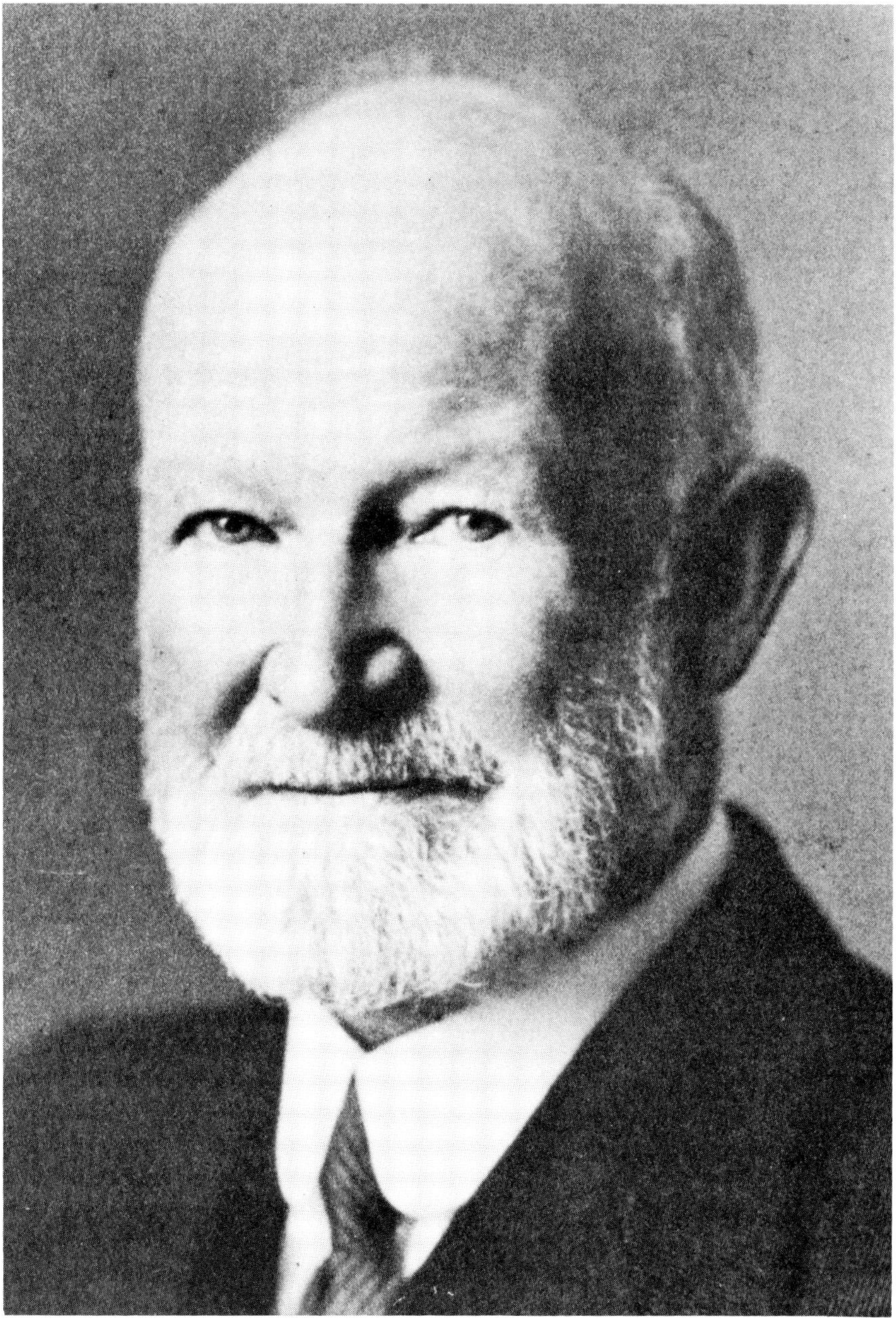

ギージー[48)]

一八六五年、スイスに生まれ、ジュネーブ大学医学部歯学科に学び、卒業後、アメリカ東部フィラデルフィアのペンシルベニア大学歯学部に留学した。一八八七年に同校を卒業後帰国、チューリヒにて開業した。学究の人ギージーは、臨床のかたわら組織・病理学の研究に精力的に取り組み、その成果を真摯に専門誌に発表、その優れた才能ははやくから注目されていた。

一八九五年、チューリヒ大学医学部に歯学科が付設されることになり、彼は乞われて同組織学の教授に就いた。ギージー三十歳のときである。

彼は根管治療剤など、臨床的着想を基礎研究を通して臨床に応用した。やがて彼の関心は、当時不安定さゆえに問題の多かった下顎総義歯にむけられ、それを契機に下顎運動の研究に没頭することになる。

同歯学科の歯科補綴学教授に転じた彼は、一九一〇年ころから、咬合咀嚼機構に画期的な概念を導入、下顎運動を幾何学的に解析したいわゆる軸学説 Axis Theory、および臼歯の咬合小面の接触滑走によって義歯の安定が保持されるとする咬合局（小）面学説 Occlusal Facet Theory を発表し、一九二八年までにこの下顎運動に関する理論体系を完成した。

ギージー軸学説は、下顎の開閉・前後・測方の三運動を、運動軸を中心とした回転運動として捉え、下顎運動の主導的ファクターが下顎関節の顆路にあるとした。とくに矢状顆路傾斜角、側方顆路傾斜角、矢状切歯路角、側方切歯路角を口外描記法で測定し、この四つのファクターを幾何学的な作図法によって精密に解析した。

彼はこの理論を臨床に具現し、四つのファクターを平均値に固定して、構造と使用法を簡易化した平均値咬合器(単純咬合器)、各ファクターを各人に合わせて調節し、下顎の三運動を正確に再現した調節性咬合器（複雑咬合器）を考案した。さらに一九一四年には、咬合局面学説に基づいて臼歯の解剖的陶歯（トルーバイト陶歯）を製作し、これを自らの咬合器(調節性トルーバイト咬合器）に応用した。

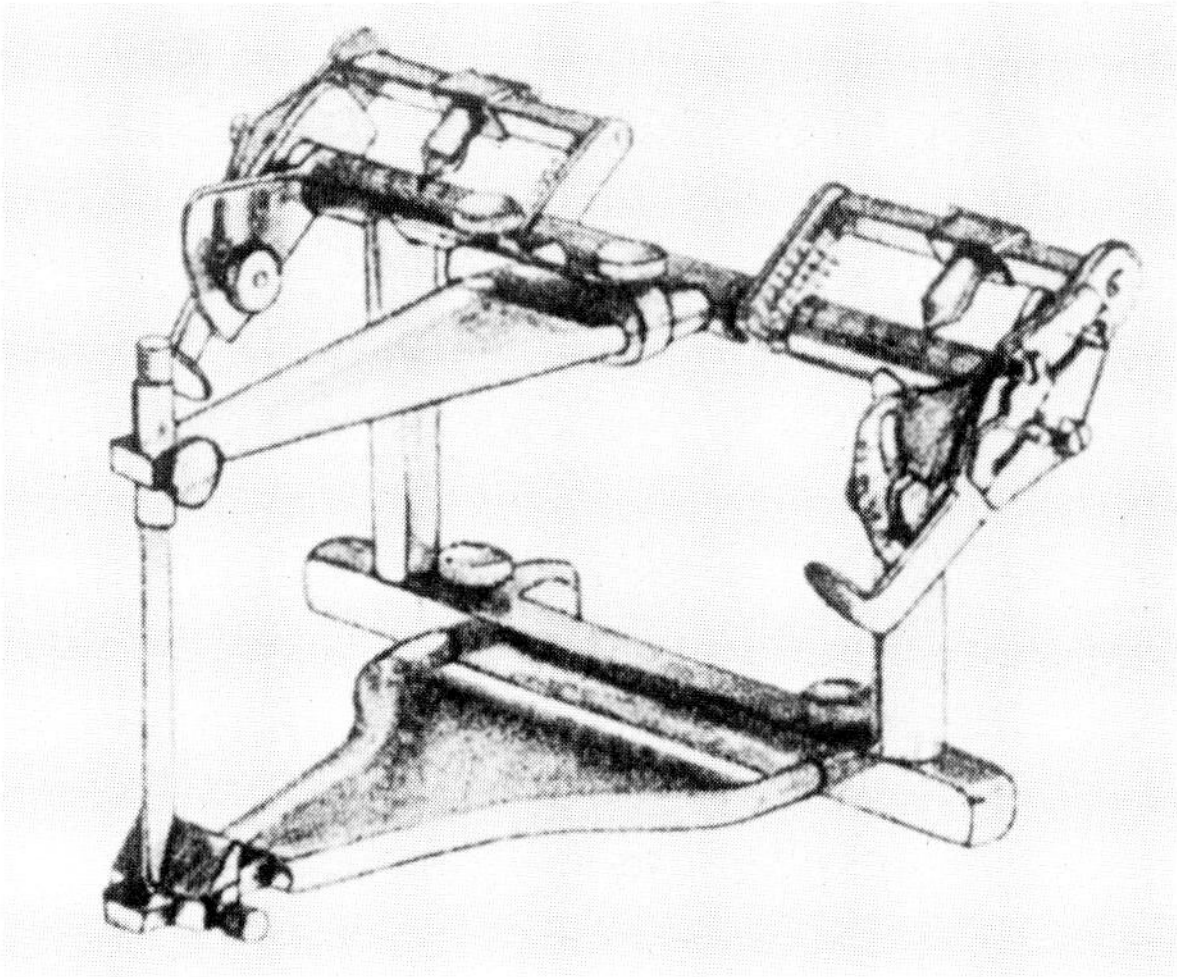

ギージーの開発した咬合器[49)]

解剖的咬合器ともいわれる彼の咬合器は、いわゆる顆路咬合器の一種で、機能的でしかも簡易な咬合器として高く評価された。そして広く実用化されて、そののち各種の咬合器の改善を促した。

また、総義歯の人工歯配列に際し、平らな咬合堤を基準として、臼歯咬頭の接触非接触によって咬頭傾斜を与え、咬合彎曲を形成する術式を提唱した。いわゆる、ギージーの咬合彎曲形成法である。

あわせて、彼は下顎運動時の矢状顆路傾斜度などの測定が可能なギージー顔弓、交叉咬合配列に適した特殊なギージー交叉咬合用臼歯を考案し、咬合測定や人工歯配列に利用した。

かく、二十世紀はじめに彼が打ち樹てた学説は、最高の咬合理論として補綴臨床に大きな変革をもたらした。のちに、下顎運動の研究の進展にともなって、その難点や疑点が指摘されるようになるが、現在に至るも有床補綴の基礎をなし、いまだ彼に取って代わる理論体系は現れていない。

七十五歳を迎えた一九四〇年、チューリヒにギージーあり、とその名を高からしめた大学を辞し、一九五七年に同地において九十二歳で長逝した。

歯科の国際団体のはじまり

（20世紀）

歯科における国際的な総合団体は、二つある。すなわち、国際歯科連盟 Fédération Dentaire Internationale, FDI と、国際歯科研究学会 International Association for Dental Research, IADR である。

ＦＤＩは、一九〇〇年にフランスを中核として結成され、ヨーロッパを主体に広がった。任意の非政治的団体として、国際歯科界を代表する組織で、ロンドンに運営本部をおいて、毎年、世界歯学大会を開催、一九八七年で第七十五回を数える。創設以来、毎年、国際歯科連盟総会と五年ごとに国際歯科会議を開いていたが、一九七三年から両会を合したＦＤＩ年次世界歯学大会を開催している。同会は、国際的な交流を図る親睦団体的な色彩が濃い。

ＩＡＤＲは、欧州主導型のＦＤＩを不満として、一九二一年にアメリカを中心にして結成され、歯牙解剖組織学の研究者として名高いＪ・Ｌ・ウィリアムズが初代会長を務めた。シカゴに本部をおいて、毎年、定例学会を開催し、一九八七年で第六十五回を数える。同会は、国際歯科界を代表する純粋にアカデミックな学術団体である。

さて、人種、国籍、思想、国情、制度、言語の異なる諸国が、物理的・時間的距離を超えて、共通の目的にむけて協力し合うのが、国際団体である。歯科医師の国際的な団体の必要性を最初に認識し、学問と医療に国境なしという信念のもとに、その理想実現に率先したのはつぎの人物であった。

国際歯科連盟（ＦＤＩ）の創始者　ゴードン

国際歯科連盟(FDI)の創始者

ゴードン

Charles Godon (1854–1923)

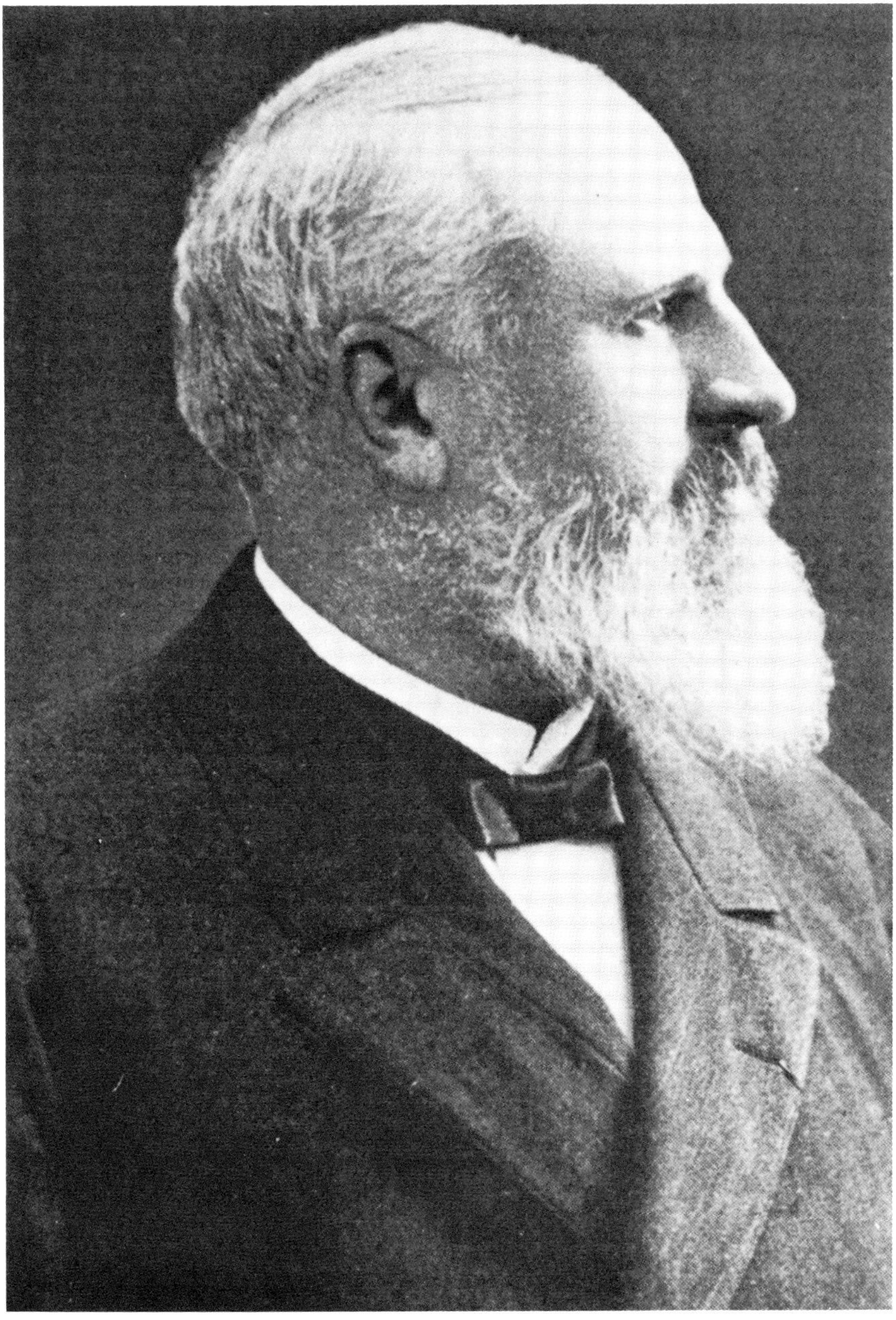

ゴードン[50)]

それは、すべて一人の男の考えにはじまった。パリ歯科医学校のDr.シャルル・ゴードンは、穏やかな、忍耐強く、説得力に富んだ男、白い顎鬚をたくわえた威厳のある、生まれつきゴッドファザーを想わせる男であった。彼こそ、最初に歯科医師の国際的団体の結成を提唱した人物である。一九〇〇年八月十五日の朝、彼は各国のリーダーである五人の歯科医師を、歯科医学校の一室に招集した……

国際歯科連盟（ＦＤＩ）誕生の秘話を語る一節である。

一八五四年生まれのゴードンは、そのときまだ四十六歳にすぎなかったが、この人物評のとおり堂々たる風采と卓越した指導力を備えていた。パリ大学医学部をでて、医師と歯科医師の資格をもった彼は、一八八〇年弱冠二十六歳にして、Ｐ・デュボアら有志とともに、フランスで最初の歯科医育機関、パリ歯科医学校 Ecole Dentaire de Paris を創立していた。彼は、このプライベート・スクールの初代校長としてすでに二十年間、同校の運営に当たっていたのだ。

ゴードンはさらに同一八八〇年、パリ在住の歯科医師を糾合して、最初の歯科医師のサークルとしてパリ歯科医師会を結成し、若くしてフランス歯科界のリーダーとなった。必然、そのオルガナイザーとしての力量は、内外から高く評価されていた。

彼は、国際的活動にも積極的であった。革命百周年記念の万国博覧会の一環として、各種の国際科学会議が計画されたとき、彼は歯科会議の開催を政府に働きかけた。それは、当時としては無謀な行動であった。というのは、フランスでは医師資格の口腔病医Stomatologistの勢力が根強く、あくまで歯科は医科の一分科であるとして、デンタル独自の運動には強い抵抗があったのだ。

けれども、交渉能力に長《た》けた彼は政府の支援を取りつけ、開催に漕ぎつけた。一八八九年、D・ギラールを会長に戴いて、ゴードンはパリで第一回万国歯科会議を主催した。彼の精力的な呼びかけに応じて、二十一カ国から約三百名が参加し、高名な臨床医の講演を聴きデモに見入った。その模様は参加した各国の歯科医師に、強烈な印象を与えずにはおかなかった。実にそれは、歯科医師による最初の国際会議であったのだ。

しかし、会議の最終日、出席者の一部から、今回は例外として、歯科医師は従来どおり医学会議の歯科分科会にのみ参加すべきであると提議され、せっかくのゴードンらの企図に水をさされる一幕もあった。

歯科の国際的ミーティングの端緒をひらいたゴードンらは、さらに、四年後のシカゴ万国博に照準を定めて、粘りづよく啓蒙活動をすすめ、各国にアピールを図った。一八九三年、シカゴに三十三カ国の代表が参集した。旅客飛行機のない当時、第二回万国歯科会議は大成功をおさめた。

このときゴードンは、次回会議をパリ万国博に合わせて開催することを決意した。彼は国内委員会を設置し、この歯科会議にすべての先進国が関心をいだき、その指導者たちが参加するよう呼びかけた。

しかし、国内委員会はその提言を不服とした。ゴードンと彼の同志、なかでもイギリスの国際人G・カニンガムは、今や歯科医師の国際的な専門団体を組織する時期にきていると迫り、彼らを説き伏せた。そこでゴードンは、この計画を次回会議に持ちだすことにした。

彼の計画は、国際的な歯科連盟の設立であり、その最初の目標を定期的な歯科会議の組織化においた。連盟は実行委員会によって管理し、その任務は会議を適切に運営し、次回会議のプログラムを協議する年次会合を開き、歯科教育、口腔衛生、公衆歯科衛生の重要課題を報告する委員会を設けることであった。

ここで、ゴードンはその本領を遺憾なく発揮し、自ら会長としてパリ歯科会議の準備一切を取りしきった。口腔病医の慰撫を図って、パリ大学医学部長を名誉会長に推戴するなど、万般に細かい配慮をめぐらした。

一九〇〇年八月、第三回万国歯科会議の直前、冒頭のごとく彼は主要メンバーを秘かに招集、自らの歯科医学校の一室で、連盟結成の綿密な下打合せを行ったのである。出席者は、スペインのF・アギィラ、イギリスのG・カニンガム、スウェーデンのE・フォルベルグ、アメリカのA・W・ハーラン、パリのE・サウベツの六名であった。

ここでも、仕掛人ゴードンは、各国の個性的なリーダーを取りまとめ、自らの方向に牽引していった。まさに、コスモポリタン（世界人）の面目躍如であった。

第三回会議は、前回にまさる盛況を呈し、もはや歯科医師の専門会議として認めざるをえない規模に拡大していた。ゴードンはこの輿論を背景に、連盟結成を提案した。

彼は「私は今さら、この会議の目的と有用性、それに科学と文化の進歩に及ぼす影響をお話しする必要はない。諸君、われわれは古い差別的な閉鎖性を打ち破った。今や歯科医学は、専門の科学として正しい位置づけをもつべき時代にきている。この専門の科学は、歯科医学の多くの特性に適合する専門の計画を必要とする。歯科医学は医学のなかで、もっとも専門的、もっとも個性的、もっとも自主的であるからだ」と訴えた。

具体的には、十部門にわたる歯科会議を、医学会議のプランに含めるのは不可能であることを諄々と説き、次の事項を決議するように求めた。

一、すべての学校において、六カ月ごとに歯を検診し、齲歯を定期的に治療すべきである。

一、国はいかなる場合でも国民に対し、歯科医師の管理のもとに、医科サービスと同様に歯科サービスをも保証すべきである。

一、陸軍と海軍の医療サービスの一員に、歯科医師を含むべきである。

一、歯科医学校に入学するまえの学生の予備教育は、二カ国語の知識、科学教育、技術訓練を含むべきである。

一、歯科医学校の卒業証書は、二十一歳以前に与えるべきではない。

一、歯科医学校の修業コースは、最高の四年間にすべきである。（医科はさらに二年間）

この最終的な決議事項は、歯科医育の根幹にかかわる提言であったことから、その是非をめぐって激論が交わされた。なかでも、国際医学会議の口腔病学部門のグループは、歯科医師の蛮勇と憤怒した。

彼らは結成を阻止しようと、閉会まじかに大挙して会場にのりこみ、修正動議を提出した。それは、歯科の前教育は医学教育に含むべきであるという主張だった。彼らはすべて、医科歯科医学校の口腔病医であった。場内は、摑み合わんばかりの険悪な空気につつまれた。激論は二時間つづいた。八人が同時に発言し、収拾がつかない場面もあったが、ゴードンの粘り強い巧みな采配により、ついに修正動議は否決された。

後日、T・W・ブロフィ（シカゴ歯科医学校校長で、口蓋裂手術で名高い口腔外科医）は、「私がかつて目撃したもっとも激しい議論だった」と述懐した。

かくして、ゴードン決議案は承認され、新しい団体は、フランス語で国際歯科連盟 Fédéra-

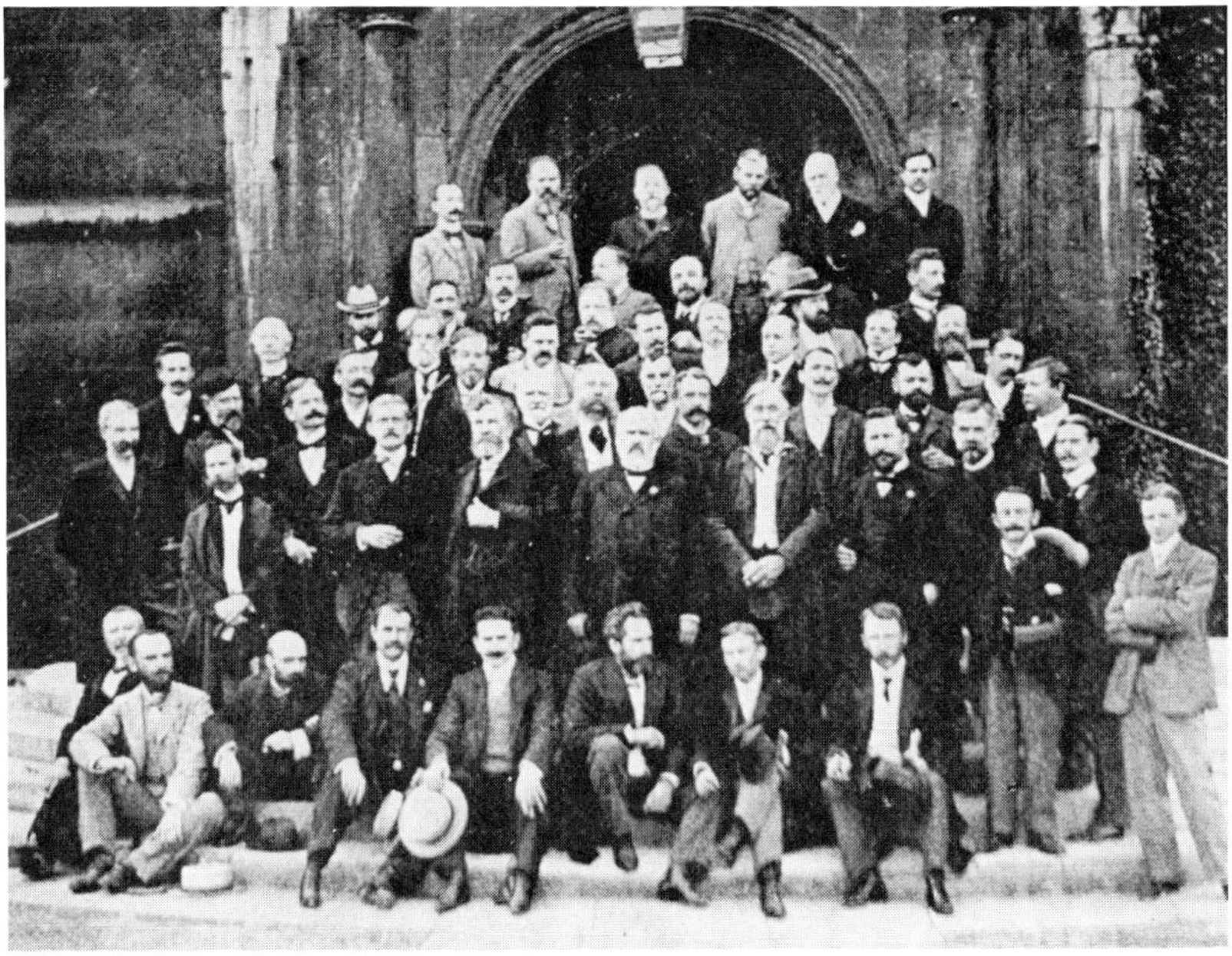

1901年の第1回FDI総会の参加者，中央にゴードン51)

tion Dentaire Internationale, FDIと名づけられた。ゴードンを会長、サウベツを書記長に選出し、事前の打合せに集まったメンバーとオランダのL・グレバース、ドイツのF・ヘッセ、オーストリアのパィヒラーが実行委員となった。

彼らは、加盟者は国籍のいかんを問わず意見を発表できること、経費を平等に分担することに同意し、次回の国際会議の場所と期日を決定した。あわせて、最初の国際歯科教育委員会の十七名の委員を選んだ。

同連盟は、毎年一回各国で総会

を開催し、分科会で各部門の専門的問題を協議し、また、五年ごとに開く国際歯科会議の準備に当たることになった。

こうして、国際的な歯科活動は、ゴードンが描いた構想にむけて滑りだした。翌一九〇一年、カニンガムらの設営により、第一回の国際歯科連盟総会はイギリスのケンブリッジで開催された。さらに一九〇四年、同連盟の主催による最初の国際歯科会議（第四回）が、アメリカのセントルイスで行われた。

その一九〇四年までゴードンは会長を務め、ベルリンでの第五回国際歯科会議に際し、ふたたび会長として総会を主催する一九〇九年を除いて一九一三年まで、同連盟の名誉会長として遇された。

一九二三年、自ら創始した国際歯科連盟の行方を見守りながら、六十九歳でパリに逝った。

日本の歯科医育機関のはじまり
（20世紀）

わが国では〝歯学は私学によって創られた〟といわれる。日本の歯科界は、私立の手によって生まれ、育てられ、今日の進展をみたという意味である。諸外国のほとんどの歯科医育機関が国立であるのに比して、まことに稀有な国であるといえよう。それは、わが国の歯科教育の発祥にはじまる歴史的な経緯に由来する。

明治十七年（一八八四）一月より医術開業試験規則が実施された。これに基づいて、歯科医師志望者は歯科医術開業試験に合格し、免状を受けなければ開業できないことになった。同試験は年二回施行されたが、当時、それに受験するために通う正規の歯科医育機関は存在しなかった。

そのため彼らは、多く従来家と称された開業医に師事し、薪水《しんすい》掃拭《そうしょく》のかたわら見様見真似で歯科医術を習い覚えた。さらには、束脩《そくしゅう》（礼の金品）を修めて秘術・秘法を見学し、歯科医術開業試験に臨むほかなかった。

そうした徒弟式の修業は行き詰まりがあり、明治二十年頃から、開業医の有志が私塾ともいえる講習会をひらきはじめる。それは、歯科医術開業試験に受験させるため、短期間に受験科目だけを教授する、いわば速成の予備校であった。

二十年代に歯科矯和会（東京）をはじめ、刀菊《とらぎく》歯科講習所（山口）、歯科医学講習会（大阪）、歯科医学教授所（大阪）などが開講した。いずれも資格や学力に制限なく、夜間に随時に聴講できたことから、それなりの効果をあげた。けれども、系統的な教育は望むべくもなかった。

明治二十一年(一八八八)三月、東京歯科専門医学校が開校した。医師 石橋泉、従来家 久保田豊の主催により、京橋区彌佐衛門町に創立された。開校まもなく火災のため、同年日本橋区蠣殻町三丁目一番地に移った。

授業科目として理学、化学、解剖学、生理学、病理学、薬物学、歯科治療学、歯科器械学、および実地が設けられた。講師の石橋泉、小島原泰民が米国の歯科医学原書を翻訳して、アメリカ式歯科医学医術を系統的に教授した。修業経験のある者には、特別授業を組んで速成教育をした。附属医院を有し、毎日午前八時から午後五時まで診療の実地指導を行った。

翌二十二年末に閉校の憂き目をみるが、同校はわが国における最初の歯科医育機関であった。

同年九月、歯科学校が神田区錦町に開校、二十四年に大澤歯科学校と改称するが、やがて廃校となる。

二十二年(一八八九)十二月、高山歯科医学院が、医師 高山紀斎により芝区伊皿子町七十番地に設立され、翌年一月開院した。二十八年より卒業生をだし、高山が同院を手離す三十二年末までに入学者五四二名、卒業者五十三名、うち一七三名が歯科医術開業試験に合格した。

かく、高山歯科医学院の出身者でさえ、開院十年間に年平均十七名程度しか合格しなかったのである。試験施行以降の合格者をみると、十七年は五名、十八年二十名、十九年二十名、二十年十三名、二十一年二十五名、二十二年二十七名、二十三年二十五名、二十四年二十九名、二十五年二十五名、二十六年三十八名、二十七年三十六名、二十八年四十名、二十九年四十四名、三十年七十名であった。三十年になって、ようやく歯科医師の総数四百名という有様である。その半数近くを高山出身者が占めていたわけで、徒弟修業や独学による合格がいかに困難であったかを窺わせる。

こうした状況を憂いた斯界関係者は、歯科医育機関の増設を急務として、三十年（一八九七）に挙げて官立の歯科医学校の設立を請願する。有志三十五名の連名による請願書は、つぎのように歯科教育の貧困と歯科医療の窮状を訴えた。

……本邦歯科医学の程度卑近にして、能く之が試験に応ずるの歯科医を養成するの道欠くるを以て、社会の需要に応ずべき多数の歯科医を輩出する能はず。今にして其の及第の栄を負ふたる者尚未だ全国を通して四百に満たず。之を四千萬の人口に配すれば、実に一人を以て十萬人に対するの比例なり。之を彼の米国の三千人対一人の歯科医を有するに比すれば、其の差同日の談にあらざるなり。……誠に寒心すべきの至りにして、苟も富国強兵の実を挙げんとせば、断じて之を等閑視すべからざるなり。……

しかし、この請願は貴族院において請願委員会を通過したものの、衆議院では議題にのぼるまえに議会が解散となり、歯科界の悲願は潰《つい》え去った。

三十三年（一九〇〇）一月ふたたび、同請願は日本歯科医会（のちに日本聯合歯科医会）から衆議院に提出される。それは同院で可決されて、政府に進達された。だが、国はほかに焦眉《しょうび》の急というべきものありとして、等閑に付した。

そこで三たび、三十四年（一九〇一）三月に「歯科医養成ニ関スル建議案」が衆議院に提出された。署名賛成議員は百余名を数えた。建議案に曰く、「……本院は政府が速かに其の設備に著（着）手するか、又は適当の私立学校に補助を与ふるか、二者其の一を採り、以て歯科医学の発達を促し、歯科医養成の実を挙げられむことを望む」。

同案は委員附託となり、特別委員会を四回開催したうえで原案を可決、政府委員も同意し、衆議院本会議で可決された。

それから一年、歯科は富国強兵に関わりなし、とする政府の姿勢は変わらず、せっかくの建議は一顧だにされなかった。三十五年（一九〇二）三月、関係者の重なる懇請を受けて、建議案提出議員は、政府に歯科医師養成に関する質問書を提出する。

一、政府は、歯科医の養成を不必要なりと認むるや。
二、政府は、歯科医学専修学校を設立するの考案ありや。
三、政府若し専修学校を設立するとせば、其の時期如何。

これに対する政府の回答は、つぎのようなものであった。

一、政府は、歯科医の養成を不必要なりと認めず。
二、歯科に関する専修の学校を設置すべきや否やは、目下調査中に属す。
三、前項の次第なるを以て、其の時期は明言し難し。

この木で鼻をくくったような一片の回答に、斯界関係者は国の心底を思い知らされた。〝国費を以て歯科医を養成すべし〟と燃えた請願運動は、あえなく消沈する。それならば、自分たちの力でやろうではないか……。反動して、国の姿勢を憤り現状を憂うる有志たちが、民間の手による歯科医学校の設立に結集することになる。

すでに、高山歯科医学院の講師であった歯科医師 血脇守之助は、三十二年（一八九九）十二月、高山紀斎から同院の一切を譲渡されていた。彼はこれを東京歯科医学院と改称し、神田区小川町一番地に移転、三十三年（一九〇〇）一月から開講した。

歯科医師 中原市五郎は、四十年（一九〇七）六月、私立共立歯科医学校を創立し、翌月麹町区大手町に開校した。

この二校が、わが国の歯科教育の源流となる。

これにつづいて大正年間を通して、私立の大阪歯科医学専門学校（大正六年）、東洋歯科医学専門学校（九年、のち日本大学専門部歯科）、九州歯科医学専門学校（十年、のち県立に移管）、明華女子歯科医学専門学校（十一年、のち東洋女子歯科医専）、東京女子歯科医学専門学校（十一年、のち日本女子歯科医専）が次々につくられた。

結局、国立が設置されるのは、建議から二十七年後の昭和三年（一九二八）になる。それは歯科医専ならぬ高等歯科医学校で、卒業生に与えられる称号は歯科医学士ではなく、歯学得業士であった。

昭和十五年（一九四〇）大戦前年の八月、中原市五郎は北満のハルピンに赴き、第二十三回満州歯科医学会大会の総会で挨拶した。彼は、血脇守之助はじめ関係者をまえに、斯界の草創期を顧みて、つぎのように昂然と心情を吐露した。その発言から、明治三十年にわずか四百名に過ぎなかった歯科医師が、四十余年後にはすでに三万を数えていたことが分る。

日本では三万の歯科医を数へるが、この三万の歯科医は国家が養成してくれたのではない。我々、私学の手で造り上げたのだ。今日の世界に於て最も優れたる歯科医学を築き上げたのは、国家の力ではなく、民間の我々の力であった。

兎に角、私と血脇君と二人は、古くから歯科という問題に就て互いに争って今日まで来た。争ひ即ち研究に依て今日に至った。大阪も九州もある、いろいろあると言ふかもしれないが、之等は何れも我々二人の学校の出身者が、夫々築き上げたのである。

実に、東京歯科の血脇君と私とは、腕力に訴へんばかりの血みどろの戦ひを続けて来た。今日互いに老境に入り既往を考へると、赧顔に堪へぬ処である。血脇君が功労者であれば、私も亦歯科の教育者としては建設者の一人である。故に、互いに学派を造って今日まで争って参った。然し今日では、最早や学派の争ひを致すべき時ではない。近作『日の本の国の興廃迫り来て』の句は、今の私の心境である。

東京歯科医学専門学校の創立者　血脇守之助
日本歯科医学専門学校の創立者　中原市五郎

東京歯科医学専門学校の創立者

血脇守之助

Morinosuke Chiwaki (1870–1947)

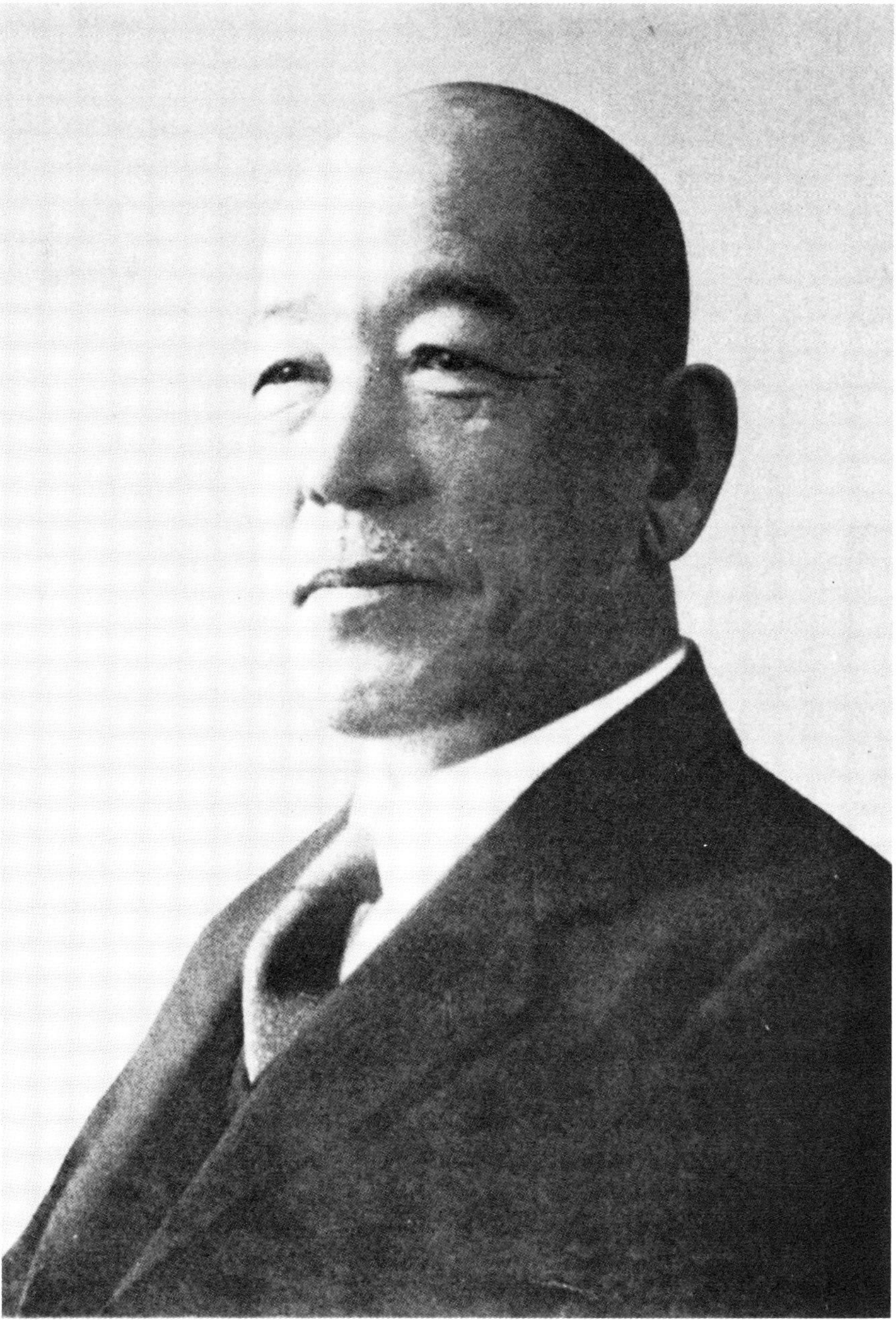

血脇守之助[52)]

水戸街道沿い我孫子宿の富裕な旅館「かど屋」加藤家の長子として、明治三年（一八七〇）二月一日出生した。しかし幼時生母を失い、のちに祖父の縁続き血脇姓を名のるようになった。

幼時から利発で、我孫子尋常小学校四年間の学業を三年半で終了してしまい、漢学塾に通って漢籍を学んだ。

十分に和漢の素養を身につけ時勢をみるに敏な守之助は、英語学を学ぶため十二歳のときから東京に遊学し、明治十四年（一八八一）十二月慶応義塾童児寮に入ったが、翌年四月東京英学校に転校した。その後いったん帰郷したが、十六年一月明治英学校に、翌年十二月には共立学校、十九年十月には明治学院にも学んだ。最終的には、明治二十一年四月十九歳で慶応義塾別科二級に入学、翌春二十歳で卒業した。当時としては、和魂洋才を兼ねそなえた天才児の基礎が出来上ったわけである。

守之助は新聞人を志して、明治二十二年（一八八九）五月東京新報社へ入社したが、怪我のため四カ月で退社、帰郷療養した。そこで新聞販売店をはじめたが、これも数カ月でやめざるをえなかった。

明治二十三年（一八九〇）一月、二十一歳の守之助は新潟県三条町の仏教系中学校の英語教師として赴任した。三年間の教師生活中に知り合った、新進のドクトル田原利の影響もあり、英字新聞にでている歯科医の広告をみて、田原とも相談し激励を受けて、将来有望な職業として歯科医となる決意を固めて上京した。

明治二十六年（一八九三）四月八日、高山紀斉夫人の弟、工科大学学生森山松之助の紹介で、高山歯科医学院に入学した。

入学二カ月後、高山院長はシカゴで開かれる万国歯科医学会での講演原稿二件の英訳を他に依頼していたものが間に合わず、急拠血脇にそれを命じた。血脇は、慶応義塾時代の友人宮森麻太郎の助力を得て、たった二日間で折半した原稿の訳を完成し、出航の朝それを間に合わせた。高山院長はおおいに喜び出発した。高山は入学当初から血脇の人となりを見込んで、学院の運営をとりしきる幹事を引き受けるよう懇請していたが、血脇は師の懇情に感じてこれを受諾した。

年末帰国した院長は、その間の用務を血脇が整然と処理していたことをみて驚嘆し、ますます彼に対する信頼を深めた。

高山歯科医学院の幹事であり、同時に学生として二年間勉学にいそしみ自信をつけた守之助は、明治二十八年（一八九五）四月医術開業試験を受け、学説、実地共パスし（一〇五人のうち十六人の合格者）、歯科医師免許（七月二十六日付、第二八〇号）を手にした。

もちろん高山院長の信任厚く、学院の学事、経営の面で、文字通り院長の片腕となって、院の発展に尽した。

明治二十八年（一八九五）五月、守之助は院長に建議して、学院の正規の授業を終了した学生に対して卒業試験を行い、それにパスした者には卒業証書を授与することとした。このようにして五月二日から四日間高山歯科医学院第一回卒業試験が行われ、合格者の卒業証書授与式は六月十六日に挙行された。守之助はこれを機に、卒業式の祝宴を拡大して、高山歯科医学院院友会を発足させた。これがその後発展して、現在の東京歯科大学同窓会の嚆矢《こうし》となったのである。

教育機関としての体制を整えた高山歯科医学院は、同年十月血脇主宰の下に機関雑誌『歯科医学叢談』を刊行した。本誌は、最初は季刊であったが、明治三十三年（一九〇〇）春三月より、当時としては目新しい誌名の月刊誌『歯科学報』となり今日に至っている、もっとも長命な歯科雑誌である。

血脇はこの頃、「歯科研究会」の一員としても、しだいに頭角を現しはじめていた。明治二十八年六月二十三日の定例総会に出席した守之助は、「歯科医学会」と改称すべきことを建議して容れられ、翌七月から名称が改められた。当時一流のメンバーが守之助の建議を容れたことは、若輩の彼の声望が歯科界に定着しつつあったことを裏書している。

明治二十八年（一八九五）六月末に、『日本医事週報』に主筆川上元治郎（厳華）は、「歯

科を医学中の一分科として、一般医学を修得した後に、特に歯科を専修する」という一元論を発表した。これに対して血脇は、ただちに天籟の署名で反論、医・歯二元教育論を説き、二、三回互いにゆずらぬ論駁が誌上をにぎわせた。このときの論旨は、後年の血脇および私学を中心とした歯科界の進むべき方向を、おおよそ示したものとして興味深い。

歯科界における血脇守之助の颯爽たる登場は、昇龍のような勢いであった。『歯科医学叢談』第二号（明治二十九年一月）誌上での、公募歯科界人気投票では、名望家、知謀家、交際家の部に高山紀斉が当選しているのに互して、文章家、能弁家の項に血脇は当選ないしは次点に入っている。このことは、早くも衆目がその才を認めていた証拠といえよう。

明治二十九年（一八九六）夏、ドクトル田原利の勧めで、血脇は会津若松の会陽医院向いの旅館に夏季出張所を開いた。このときに野口清作（英世）との出会いがあった。

この秋、血脇を頼って上京した野口を寄宿させ、既成事実をつくって学院の学僕として医術開業試験の勉強をさせた。同じ頃、熱心に血脇を頼って来た石塚三郎も学院の受付・会計係として同宿するようになった。そのため、高山院長は血脇の月給を四円から七円にしてくれた。

明治三十年（一八九七）初夏、野口は秋の医術開業後期試験を受けるため済生学舎に入学させてほしいと申し出た。毎月十五円はかかるこの申し出にはたと困った血脇は、院長に附属医院の経営をまかせてもらえないかと頼み込んだ。守之助には経営上の自信があった。日頃赤字続きを嘆いていた院長は、血脇のこの厚かましい申し出を、大英断をもって許可した。血脇守之助は、幹事、治術学講師、附属医院医員の薄給のサラリーマンから、一躍経営者となった。そのおかげで野口も、後年の雄飛の資を得ることができた。

明治三十一年（一八九八）、川上元治郎に白羽の矢を立てられた血脇は、清国に渡ることとなった。漢籍とともに英話を能くし、医政力のある人という条件にぴったりの人選であった。七月に出発して芝罘《チーフ》、天津、北京、上海を巡り、歯科医療を通じて日清親善の実を挙げ、翌夏帰国した。

血脇の留守中、高山歯科医学院の勢力はとみに衰えてしまった。守之助は、帰朝後精力的に院務に励んだが、清国巡回中から想い描いていた新天地台湾への渡航を決意して、院長に辞表を提出した。

高山は、血脇が帰国してやれやれと安堵した矢先であるので許すはずはない。驚愕して慰留にこれ努めた。院長はかねて学院の経営に困難を感じ、学問の進歩につれて施設の改善も必要であり、経費は膨張するばかりで、一時守之助が経営の立て直しを図って成功するかにみえたが、彼の渡清でふたたび経営困難に陥り、維持しきれない状況となっていた。院長高山は、本邦唯一の歯科医育機関を閉鎖したくなかったことと、自身の名誉も傷つけたくなか

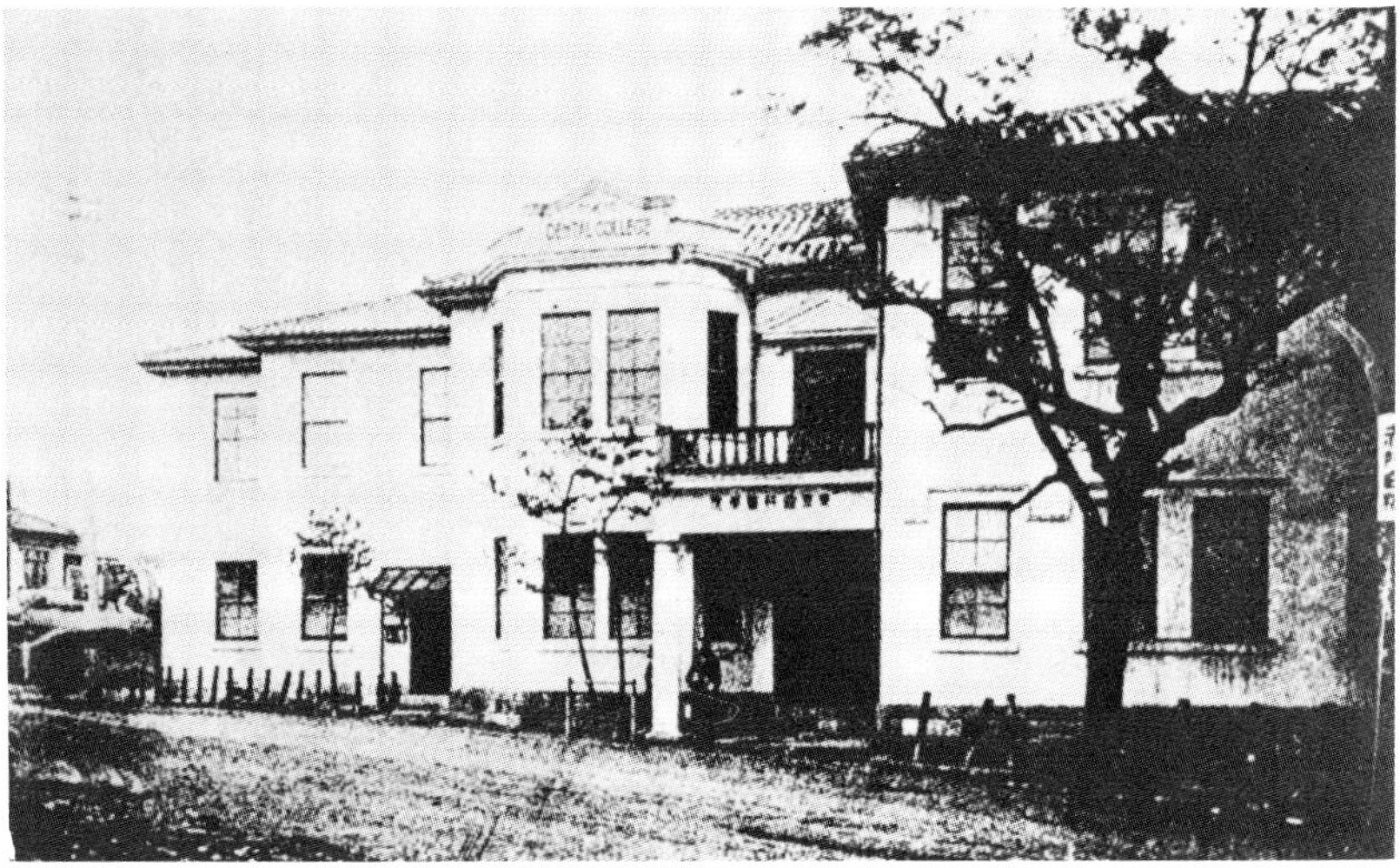

東京歯科医学院の明治39年当時の建物[53)]

ったので、学院を血脇に譲渡して、自らは隠退する決意を固めた。

師の信頼に感激しながらも血脇は、渡台希望も捨て切れず悩んだが、三十二年十二月某日、ついに師の恩顧に従う決断を告げた。

血脇守之助が恩師から譲り受けたものは、学院の名儀のほか、ランプ六個と机十三脚だけであった。文字通り徒手空拳、零からの出発であった。

守之助は学院継承手続にあたり、校名を「東京歯科医学院」とし、神田区小川町一番地、東京顕微鏡院に夜間だけ教室を借りて、明治三十三年（一九〇〇）二月一日開校した。

二月十二日、血脇は美土代町の神田青年会館に二百名の来賓を招いて、盛大な開校式を挙行した。医・歯・政・財界から一流の人士を招いたこの開校式は、異例の壮観であった。

入学希望の生徒はみるみる増えて五十名を越えた。しかし経済的やりくりのため、三崎町二丁目に長屋を借りて、血脇歯科治療所を開設した。

学院の第一の仕事として血脇が着手したのは、『東京歯科医学院講義録』の発行で、奥村鶴吉を助手として毎月末定期的に発行し、院外生のみならず、院内生にも使用させた。

東京顕微鏡院も夏休み明けには立ち退かねばならなかったので、九月には三崎町一丁目大成中学の教室を夜間借りて移転した。血脇院長は日夜校舎の問題で苦慮していたが、幸い隣家平岡熙邸を買い取らぬかという話が持ち上り、交渉の末三千円で譲り受けることとなった。血脇は手付千円を介立社社長川関治恕から借り、二千円は森和吉に借りて、二〇九坪の元旗本屋敷を手に入れた。一週間後、川関の周旋で登記所へ行き、四七〇〇円の抵当権を設定し、その場で川関に千円を、帰路森に二千円を返し、一七〇〇円を手にしてゆうゆうと帰宅した。

かくして三十四年（一九〇一）一月中旬、無から有を生じる奇蹟がおこり、自前の学校と診療所が生まれた。この移転とともに三月の新入生は一挙に一二九名となり、開校一年にして東京歯科医学院に曙光がみえてきた。その夏、広瀬武次郎が学院最初の留学生として渡米した。

明治三十三年から三十四年にかけては、守之助はもっぱら学院経営に没頭していたが、一方医政問題についても思案の年であった。三十五年一月、恩師高山を説いて二十六年以来創設されていた日本歯科医会会長に就任させ、榎本積一、富安晋、藤島太麻夫らの重鎮と組んで、世にいう「四角連盟」をつくった。十二月、会長高山紀斉名で全国歯科医団体に呼びかけ、その後、三十六年（一九〇三）一月大日本歯科医会規則案をつくって、全国組織結成への布石とした。四月関西歯科医会主脳と話し合い、十一月二十七日には日本歯科医会総会を開き、「大日本歯科医会」の発会式を挙行することができた。このことは、全国六百の歯科医の大同団結を意味し、歯科医師法制定に向かっての大きな力となった。

当時、明治医会、帝国連合医会の輿論《よろん》では、医師法には歯科医を含まぬ解釈であり、これが歯科界の意見をもおおいに混乱させていた。

明治三十九年（一九〇六）二月、医師法が議会に提案されるに及んで、血脇は歯科医師法もこの際上程しないと、医師法が成立した後に歯科医の法的身分の空白が生じるおそれがあるとして、身命を賭して努力した。その結果三月二十二日衆議院、二十六日貴族院本会議で歯科医師法は成立通過した。多年懸案であった歯科医師の身分法は、五月二日法律第四十八号をもって発布され、十月一日から施行となった。このことのため実質的に最も貢献したのは、血脇守之助であった。

明治三十七年（一九〇四）、学院前の道路が都市計画で拡幅されることとなり、市から七三

○○円が下付された。それで平岡邸買収の際の抵当権を抹消し、二六○○円の余剰金を得た。

血脇はただちに二千円を与えて、奥村鶴吉を留学に送り出した。外国事情に目を配っていた血脇は、同年セントルイスで開かれた万国歯科医学会に、日本の歯科医学の現状について論文を提出し、翌年の『デンタル・コスモス誌』に発表された。これは五年前に同誌に寄稿した論文をさらに敷衍《ふえん》した、当時としては立派な著作である。

明治三十八年（一九○五）春、年々学院の入学希望者が増加するので、夏休みに開始して校舎の増改築に取りかかった。森山松之助の設計で目もさめるような、モダンな白亜の校舎と、守之助の診療所と住宅も新築され、三十九年四月に落成式を挙行した。四月十日新校舎で授業が、五月一日附属医院が開院したが、医学院の俊才花沢鼎を監督として抜擢した。

血脇は学院の整備に努め、専門学校令による昇格の準備を進め、明治四十年（一九○七）六月五日付で専門学校設置および徴兵猶予の件を願い出て、同年九月十二日文部省告知二四○号により、本邦初の歯科医学専門学校が誕生した。ランプ六個、机十三脚だけの借家住いで東京歯科医学院がスタートしてより、わずか八年足らずの間の大きな進展であった。

血脇守之助はその学問・識見によって、歯科医となった直後からはじめて、国内・国外の歯科医政面で多大の功績を残した。その足跡を詳細にたどることはもはや紙面が許さないが、この面で歯科界の第一人者であったことに間違いはない。

血脇守之助

しかし血脇がもっとも努力を傾注したのは、弱冠高山歯科医学院の学生兼幹事時代から、一貫して歯科医育の道であった。

大正八年（一九一九）には歯科大学建設の想を練り、熱心に運動した。だが守之助個人として二十年育て上げた個人資産の学校を、大正九年（一九二〇）財団法人としたことが彼の打ち立てた歯科医育界における金字塔である。

昭和十八年（一九四三）奥村鶴吉に校長職を譲って隠退した。

終戦直後、内外情勢の急激な変革により大学は実現した。血脇守之助は、大正時代から歯科医育の大学昇格を企図して布石を打っていたが、戦後混乱の時代に東京歯科大学の将来を案じつつ、昭和二十二年（一九四七）七十八歳で大往生した。

（森山徳長　記）

日本歯科医学専門学校の創立者

中原市五郎

Ichigoro Nakahara (1867–1941)

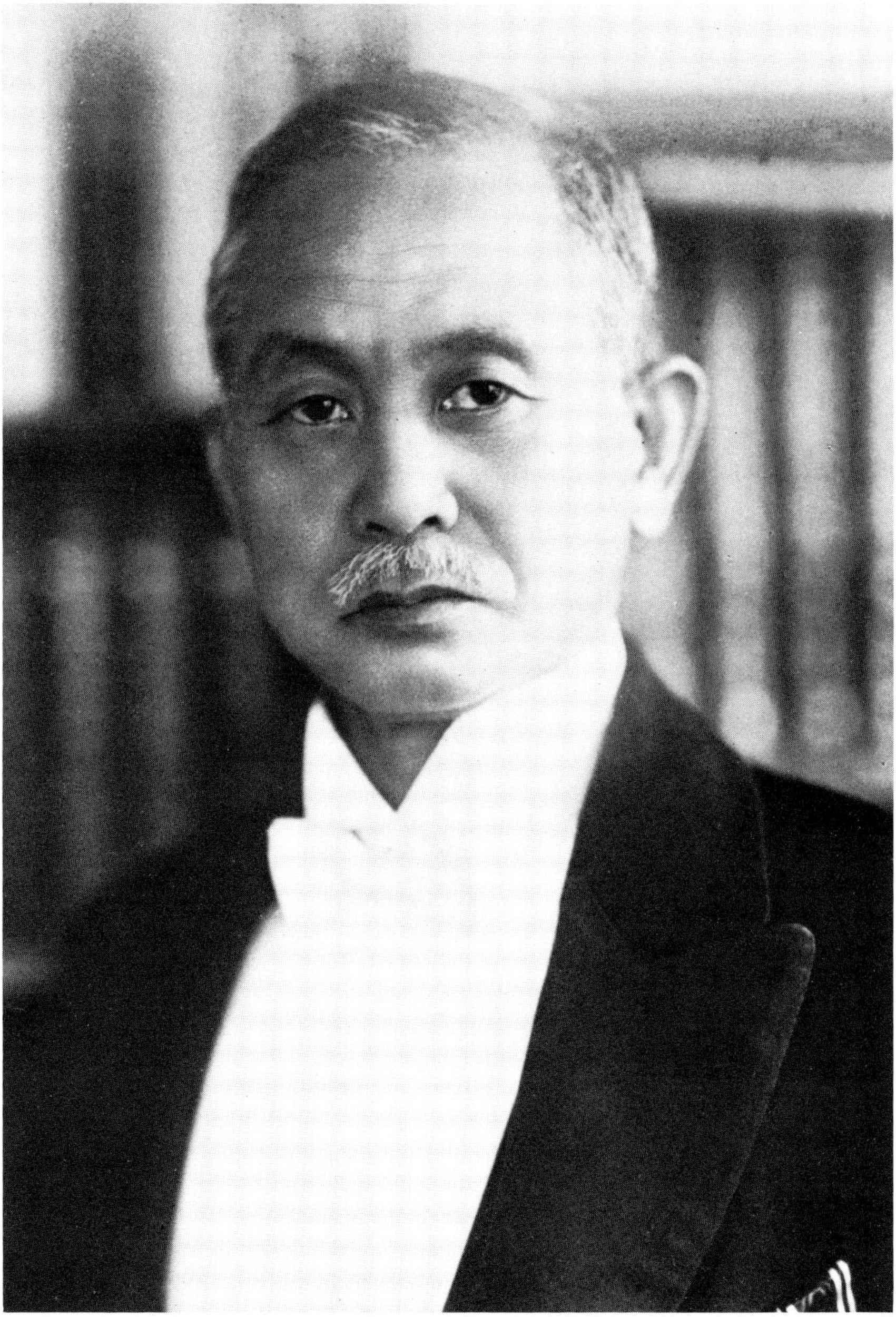

中原市五郎[54)]

慶応三年（一八六七）五月十五日、長野県上伊那郡下平村に生まれ、越後高田で歯科を修業ののち、東京歯科専門医学校（校長 石橋泉）に入学、明治二十二年（一八八九）四月歯科医術開業試験に合格し、歯科医籍八十六号の免状を受けた。

同年六月東京市麹町に開業、翌年九段下に移った。このとき彼は、従来の西洋御入歯や治療所を排して、わが国ではじめて「歯科醫院」という新しい名称を掲げて、自らの専門職を宣揚した。

開業医として患者診療に励むかたわら、明治三十三年（一九〇〇）に腹案をもって麹町区会議員に立候補し当選する。ただちに、区議会関係者に口腔衛生の必要性を説いて、小学校で児童の口腔診査を実施するよう積極的に働きかけた。彼の提案は議会で可決され、翌年区内の五つの小学校に、わが国ではじめて歯科医師による口腔診査が公的に採り入れられた。これが現在の学校歯科医制度のはじまりであり、これを契機に学校歯科医が普及することになる。

三十四年（一九〇一）から、中原は臨床医グループ二十日会を主催し、学術研鑽や後進の指導に努め、歯科医師の社会的向上に腐心した。三十九年に歯科医師法（旧法）にあわせて、公立私立歯科医学校指定規則が制定されたのを機に、同会に私立歯科医学校の設立を諮った。四十年（一九〇七）、設立団体として日本歯科教育会を結成、六月に私立共立歯科医学校の

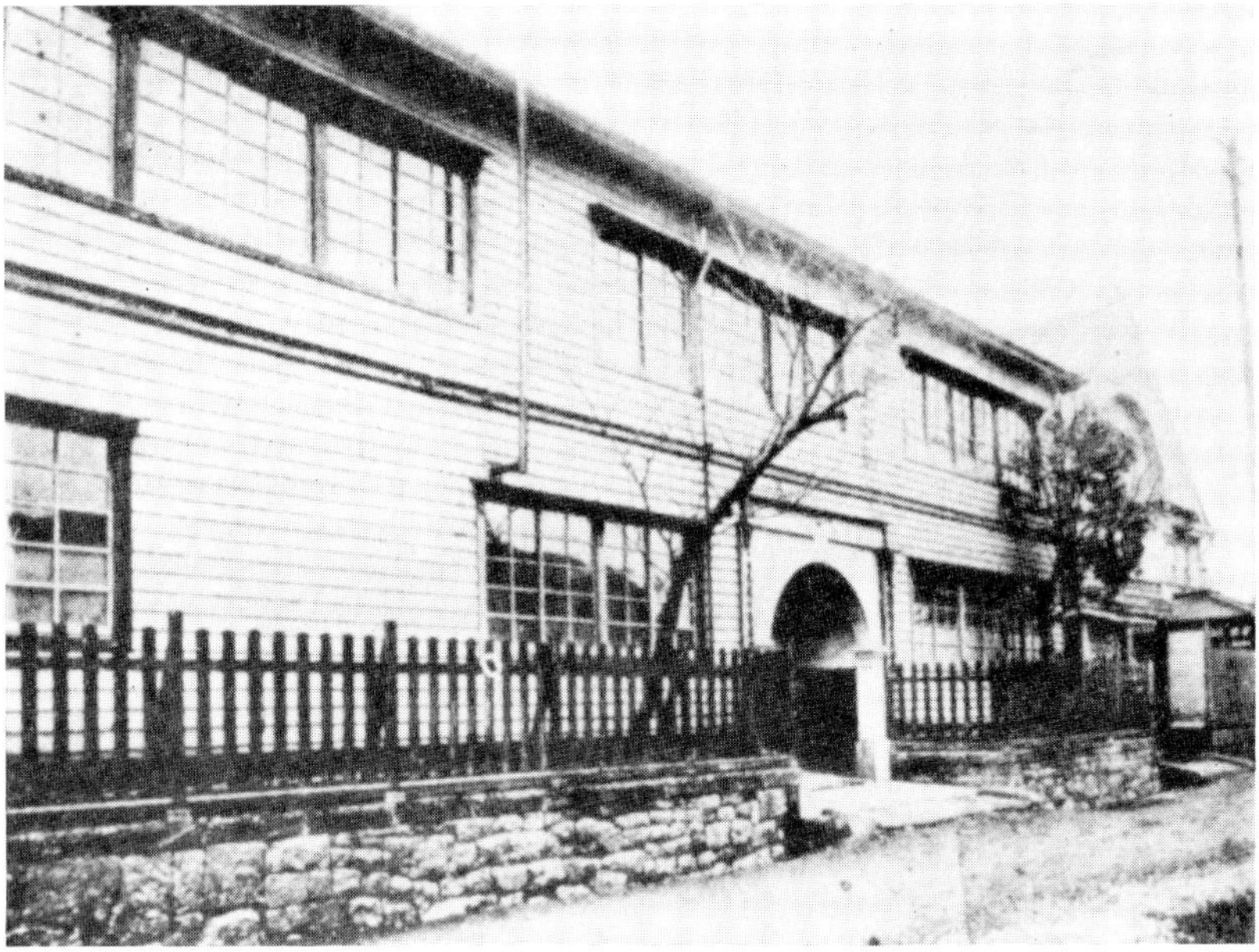

日本歯科医学専門学校の創立当時の建物[55)]

設立を申請した。その設立目的に、「一は学術両全の歯科医師を社会に紹介し、一は以て歯科医師の人格を高尚ならしめん」と謳《うた》い、歯科医風の刷新を期した。

同校は、歯科医師法および歯科医学校指定規則に基づく最初の歯科医学校として、わずか五日間で認可を受けた。中原、四十歳の大業であった。

翌月、原田朴哉を校長として、麹町区大手町の仮校舎に、七十余名の学生を迎えて開校した。それからの中原は、教育者として歯科医学教育に、その生涯を傾注することになる。

修業年限は二カ年で、このとき授

業科目に歯科教育上はじめて口腔外科学を採り入れた。これがのちに、歯科医師の業務権確立の原由となる。

同十月、神田区雉子町の新校舎に移転、新学期とともに学生数は二百名を越えていた。さらに四十二年（一九〇九）六月、校名を日本歯科医学校と改め、麹町区富士見町（現在地）に移り、その七月、最初の卒業生六十三名を送りだした。

中原は卒業生に対し、「正々堂々と歩め。邪魔する石は取り除け。決して人に除けさせようとしてはならぬ。人は只、努力である」と訓示した。

八月には、専門学校令による日本歯科医学専門学校（三年制）に昇格した。

四十四年（一九一一）二月、設立者中原市五郎は自ら校長に就任した。彼は、厳しいなかにも温もりをもって学生に接し、〝中原塾〟ともいえる滋味あふれる校風を醸《かも》しだしていった。

歯科医学書が渇望されていた当時、彼は同年学内に出版部を設けた。そこで、『日本歯科医学専門学校講義録』シリーズの刊行をすすめ、学生らの教科書として普及させた。また、学術研究を発表する機関誌を発行すべく、すでに四十一年に出版社を興して『歯科新報』を刊行した。同誌は『日本歯科学会雑誌』、『日本口科学会雑誌』を経て、現在の日本歯科大学歯学会誌『歯学』に至る。加えて、口腔衛生思想の啓蒙を図って、大正二年に月刊誌『歯口世界』を創刊した。同誌はいくたびかの改題を経て『日歯』と号し、出版統制により終刊する昭和十五年までつづく。

一方、中原の先見は、人材の育成を海外に期し、明治四十五年に加藤清治をノースウェスタン大学へ留学させたのを皮切りに、大正年間を通じて、青木貞亮(シカゴ大学)、清川巌(セントルイス大学)、中原實(ハーバード大学)、武田潔(セントルイス大学)、鈴木俊樹(ワシントン大学)、豊田實(ベルリン大学)、大庭淳一(ペンシルベニア大学)らを次々に派遣し、日本歯科医専の教育陣をととのえていった。

前後するが、明治四十年横浜で、患者の歯肉切開をして治療費を領収した某医師を、歯科医師側が告発する事件が起こった。裁判は敗訴、勝訴、敗訴と転々し、最終判決は医師の歯科医業を認めた法解釈により歯科医師側の敗訴となった。この業務権の根幹にかかわる問題を憂いた中原は、内務省衛生局に意向をただしたが、その反応は冷やかであった。

そこで彼は、歯科医師法の不備を是正することを決意、大正三年(一九一四)同志を集めて「歯科医師法改正期成同盟会」を結成し、会長として改正運動を強力に推しすすめた。議会折衝をかさねて十二月、日本聯合歯科医会(のちの日本歯科医師会)の支援を受け、歯科医業を為さんとする医師に、試験と免許を課するという改正案を衆議院に提出した。

医師側の意見をも入れて修正された案は、同委員会で可決された。だが、本会議に上程される直前、勅命一下衆議院が解散となり、歯科医師の業務権を保護し歯科医師法を補完する改正案は流れてしまう。とはいえ、この改正運動は関係者に歯科医師の社会的使命と立場を認識せしめ、のちの業務権問題の貴重な布石となった。

さて、研究心旺盛な中原は、豊富な臨床経験から歯科用器械や補綴装置の発明・改良に努力した。明治二十六年の引出煙管と洗滌具をはじめ、咬合調整器、義歯、陶歯、顔弓、歯牙固定器、架工義歯、咬合測定器、咬合採得器、咬合器など、そのアイデアは昭和十年までに実用新案九件、発明特許十五件に及んだ。

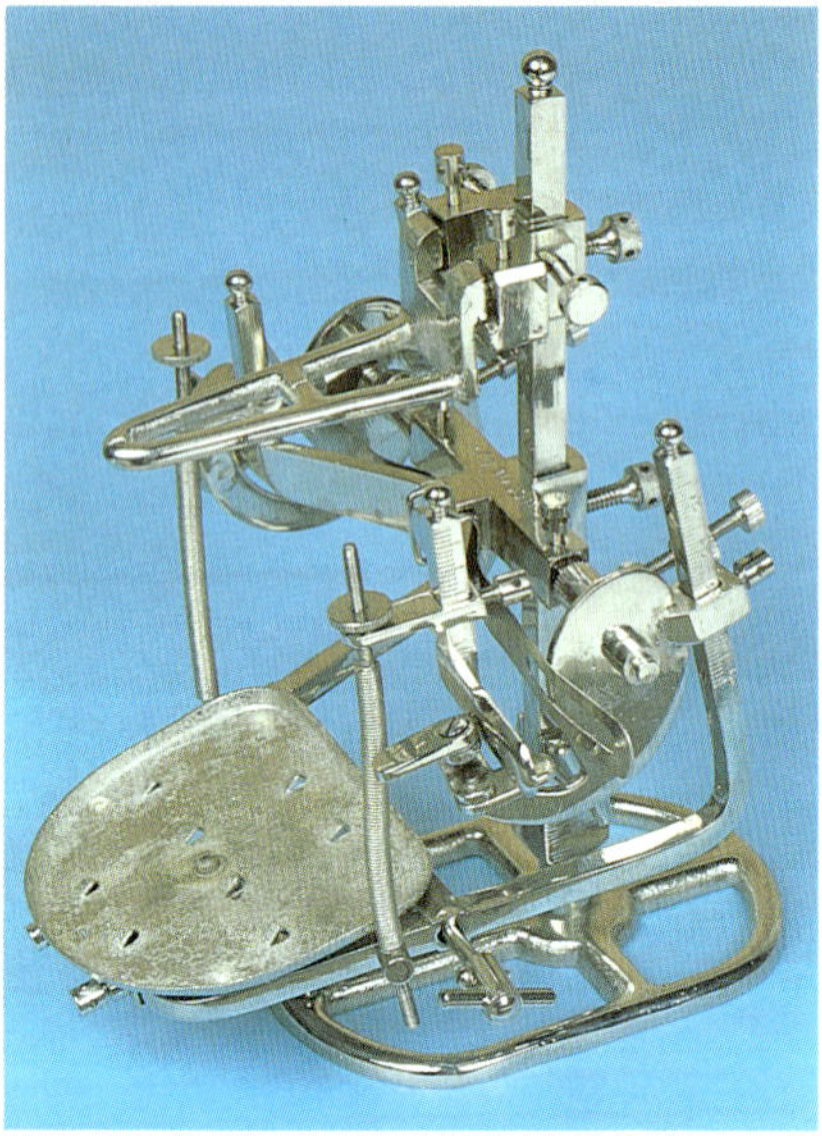

中原式下顎運動性咬合器[56)]

なかでも、大正三年に創案した半調節性の中原式咬合器は、その後十数回の改良を加え、最先端の咬合器として高評を博した。また、チューリヒ大学の補綴学教授A・ギージーと親しく意見交換し、大正五年に中原式下顎運動性咬合器を発表した。これは、生体に忠実に下顎を開閉させて顎運動を機能的に再現した画期的な咬合器であった。同咬合器はその複雑さゆえに普及しなかったが、彼の研究者としての一面を誇示している。

歯科医師法問題から五年後、いわゆる「死亡診断書問題」が生じる。それは、埼玉県で抜歯後患者が死亡し、執刀した歯科医師が過失を問われる事件に端を発した。大正八年（一九一九）一月、その公判の過程で、死亡診断書の作成権限に関して斯界に論議の波紋が広がった。歯科医師法に定める診断書には、死亡診断書を含むか否か、その解釈をめぐって険しく対立した。歯科医師自身が、権能なしと思い込んでいた自卑時代であったのだ。

中原は逸早く、すでに結論のでている問題であるとして、当然含まれるとする論拠を提示した。その明解な見解に関係者の疑義は一掃されたが、再燃を懸念した彼は、同二月、東京府知事宛に疑義伺書を提出した。

歯科医師が歯科並に口腔疾患治療中、直接若しくは間接に右疾患が原因となりて患者の死亡したる場合に於ては、歯科医師法第五条の診断書は、死亡診断書を含むの意義にして、歯科医師は死亡診断書を交付し得るものと心得候間、此段及御伺候也。

これに対し同府知事は、「伺出の通り診断書には死亡診断書をも包含する義と被思料候」と内務省に照会した。三月、同衛生局長よりもたらされた回答は、たった一行であった。

「御照会に係る標記の件は御意見の通り。」

この公式の再確認は、歯科医師に改めて自らの業務と権能を認識させ、医療人としての自負と責任を発揚させた。

同じ年（大正八年）の七月、日本歯科医学専門学校は修業年限を延長し、四年制となる。翌年、中原は私財一切を投じて学校を財団法人とし、理事長に就いた。

大正十一年（一九二二）六月、校舎を改築し附属医院を新築したが、翌年の関東大震災で壊滅。彼は率先、復旧に尽瘁《じんすい》し、十四年はじめまでにすべてを復興する。

昭和六年（一九三一）八月、中原は日本代表として、パリで開かれた第八回国際歯科連盟（ＦＤＩ）総会および年次大会に出席した。

実は、彼は斯界の国際化の呼び水として、ＦＤＩを日本に誘致すべく、その年の一月より歯科医専や歯科学会の関係者に広く呼びかけていた。そして関係協議会で、三年後に総会、五年後に年次大会を開催することを決定した。しかしながら、一部に時機尚早の声がでて実現に至らなかったのだ。

そうした経緯から、中原はＧ・ヴィランＦＤＩ会長らの懇篤な歓迎を受けた。彼は大会において日本の歯科の現状について講演し、各国関係者に深い印象を与えた。わが国でＦＤＩが開催されるのは、それから五十二年後になる。

昭和九年（一九三四）三月、新進建築家山口文象の設計により、近代建築の粋を誇る白亜の附属医院を新築した。この新時代意識の表現を謳った超近代的で合目的的な医療施設は、世人のもつ旧来の歯科のイメージを一新させた。

昭和十一年（一九三六）春、東京青梅市の歯科医師が、臼歯に原因する顎の骨膜炎などの患者三名に、消炎鎮痛のため上膊部にクロールカルシウムの静脈注射を行った廉《かど》により、医師法違反に問われ、略式命令による罰金刑を受けた。いわゆる「静脈注射事件」である。炎症化膿性疾患が跋扈《ばっこ》する時代、すでに五年前の昭和七年に、サルバルサン静脈注射をした歯科医師が有罪となっていた。

中原は歯科医師の業権にかかわる重大問題と察知し、先の判例を覆すべく、被告となった歯科医師を激励して正式裁判を勧めた。そして裁判所に答申書を提出する一方、諸機関誌を通じて〝起て全国の同志〟と歯科医師の輿論を喚起した。

翌年（昭和十二年）一月からはじまった第一審は、静注は全身的治療にして、歯科医師の範囲を超越したる所為として敗訴。この波紋は全国に広がり、事態を憂慮する声が澎湃《ほうはい》と高まった。ここで、東京府歯および日本歯科医師会の支援態勢を得て、中原らは総力をあげて控訴第二審に臨んだ。

証人にたった日本歯科医専の教授青木貞亮は、学則を提示して、静注などは業務上必要な治療法として、歯科医専においては口腔外科学ほかの講義・実習で教授していると証言、弁護人山崎佐は、口腔疾患に起因する死亡の診断書作成権を論拠に、死亡とは局所的なものか全身的なものかと、鋭い質問の矢を浴びせて、検察側証人を立往生させた。

翌十三年（一九三八）二月、東京地裁は当然歯科医師の業務範囲に属するとして、無罪を裁断した。この権利獲得は当事者の認識をはるかに超えて、のちの歯科界に測り知れない影響を及ぼした。

これは、先のサルバルサン静注判決を否定して、歯科医師の静脈注射を公認したにとどまらない。判決は、歯科医師は口の中だけ治す医者という通念を覆し、局所の直接的な治療処置にとどまらず、口腔外からの侵襲をも認めたのである。歯科診療を対象となる〝場所〟で律する偏見を脱し、疾病の治療という本来目的から、全身的かつ系統的にもっとも適正で有効な〝手段〟を選択するという妥当性が受け入れられたのだ。

これを突破口として、内服薬の投与はもちろん、歯牙口腔の治療を目的とした口腔外の遠隔部位からの種々の全身的・系統的な侵襲が、右にならって一斉に開放された。皮下注射然り、筋肉注射然り、輸血・輸液然り、全身麻酔然り、皮膚・骨移植然り。

事実、それから一年半後、疑義照会を受けて厚生省は、歯科医師による皮下注射、静脈注射、全身麻酔を認める通牒《つうちょう》を発した。

二年間にわたって歯科界を震わせた静脈注射事件は、歯科医学史上の一大転機となったのである。

前後するが、十一年（一九三六）八月、校長職を加藤清治に譲り、中原は名誉校長となる。それから彼は、社団法人食養会の会長として食養道の啓蒙に尽力する一方、日本歯科医専校友会長として全国各地の校友会を巡り、卒業生の激励と指導に努め、彼らに慈父のごとく慕われた。

十五年（一九四〇）八月時局急迫の折、第二十三回満州歯科医学会大会に出席のため、病いを押してハルピンに赴く。同総会にて気迫あふれる所信を披瀝《ひれき》、「不偏不党の英才が立って、日本の歯科界を導くべし」と斯界の進むべき道を説いた。

あわせて満州各地を巡行し、在満卒業生百名を温かく励ました。

帰国後、療養をつづけたが、翌十六年（一九四一）三月中旬脳溢血に倒れ、二十二日午後六時四十七分、東京の吉祥寺にて死去した。享年七十五歳。

追って、日本歯科医学専門学校理事長の任は、教授中原實が継いだ。

麻酔法のはじまり――その後
（19世紀）

十月三十日、ワーレンの指示でマサチューセッツ総合病院MGHは、この驚異的な無痛手術の報告書を全米の病院に発送し、その成功を報じた。MGHのビゲロウは、十一月三日はやくも、この新法をアメリカ芸術科学アカデミーに報告、ついで九日ボストン医学改善協会で詳細に解説した。彼はこの年、二十八歳にしてハーバード大学外科学教授となった気鋭で、当時もっとも優れた外科医として世評が高かった。

十八日、ビゲロウは『ボストン医学外科学雑誌 Boston Medical and Surgical Journal』に、『外科手術の間中、吸入剤によってもたらされた感覚喪失』(*38)と題して、九ページにわたって自ら体験した事実をありのまま伝え、この時代における重要な発見の一つである、と結んだ。同誌はたちまち売り切れ、彼のレポートは全文増刷されて貪るように読まれた。

ワーレンもまた十二月三日付で、同誌に『外科手術における疼痛防止のためのエーテル蒸気の吸入』(*39)（五ページ）を寄稿し、彼が体験したモートン無痛手術の模様を具体的に報告した。

ワーレンを共演者に、MGHを舞台に選んだモートンの目算は見事に当たった。

ワーレンとMGHの支持を受けて、エーテル無痛手術の開発はモートンの名とともに、MGHの仮手術室から、またたく間に全米に広まった。支持者の知名度が、そのまま新法の信頼につながった。

しかし、一部の医師たちは、新興のエーテル吸入法の原理に疑問を投げ、従来から行われている催眠術 Hypnotism のほうが有効であると主張した。また、宗教界は、苦痛は神の意志によるものと表明し、それを人為的に抑えることは神意に背く行為であると反対した。

けれども、病院には問合わせが殺到、手術の再公開を求める声が相次いだ。十一月六日、モートンとヘイワードは、医師、神父や牧師など超満員の見学者をまえに、下腿を切断する大手術を粛然と遂行してみせた。この明白な事実のまえには、反対運動はたちまち消沈してしまう。MGHの名声は、一挙に頂点に達した。

一瀉千里、この事実は二カ月もたたぬうちに欧州に伝播《でんぱん》する。ワーレンは、パリの友人を介してパリ科学アカデミーに報告し、ビゲロウは、エーテルのサンプルを英国へ送ったのだ。

最初にこれを追試したのは、やはり歯科医師であった。十二月十九日、ロンドンの歯科医師J・ロビンソンが、小臼歯の抜去に用いた。先陣を争うように二十一日、高名な外科医R・リストンが、大腿部の切断手術に応用した。

翌一八四七年一月十九日、リストンに教えられたスコットランドのエジンバラ大学の産婦人科教授J・Y・シンプソンは、はじめてエーテル吸入による分娩手術を実施した。これに刺激された彼は同年十一月四日、クロロホルムを用いた無痛手術に成功する。

このときも、宗教団体から反対運動がおきるが、シンプソンは創世記の一節を引用し、「神はアダムを深い眠りに陥らせ、その脇腹から肋骨一本を取った」と説明し、神が最初の麻酔師であると巧みに彼らを納得させたという。

こうして、エーテル吸入手術は欧州各地で次々に試みられ、臨床医たちを奇跡の無痛法と驚喜させる。手術室や歯科診療所から、拷問に似た悲鳴が途絶え、鬼のごとく恐れられた外科医の評価が一変する。

ところで、モートンの無痛法が登場するまで、いわゆる〝麻酔〟という言葉はなかった。こうした定義を必要とする意識喪失状態は、それまで知られていなかったからである。

手術から約一カ月後の十一月二十一日、ボストンの友人O・W・ホルムズはモートンに書簡を送った。彼は、エーテルによって生ずる無感覚の状態を Anaesthesia、形容詞形を Anaesthetic と呼ぶことを提案し、これから多くの人々によって繰りかえし話されるであろうこの状態に、できるだけ早く正確な名称をつけるように勧めた。

モートンは彼のこの提案を快く承認し、今日に至る「麻酔」が命名された。そののち一八五〇年代に入ると、モルフィネ（モルフィン）やコカインの溶液を皮下に注射し、末梢神経に作用させて、局部的な麻酔効果を得る方法が開発されはじめる。そこで、こうした局所麻酔 Local Anaesthesia に対して、中枢神経系に作用させる笑気ガスやエーテル吸入法は、全身麻酔 General Anaesthesia と呼ばれるようになる。

前後するのだが、最初の患者アボットの手術が行われた日の午後である。MGHではワーレンらが、使った調合剤の成分はなにか、とモートンに尋ねた。それというのも、モートンは彼らに新しい「調合剤 Preparation」というだけで、その調合内容についてはまだ聞かされていなかったのである。ところが、彼は言葉をにごして答えない。

ビゲロウは気色ばんで、エーテルに違いないと指摘した。多少、化学的知識のある者ならば、エーテル特有の刺激臭はすぐに識別できるからであった。それに、吸入したエーテルは気管支を刺激しがちだった。モートンはそれを強く否定するだけで、いっこうに構成成分を明らかにしようとしない。その曖昧な態度を口々に責められると、苦しまぎれに、確かにエーテルは少量入っているが、効力を示すのはほかの成分だと強弁した。

事実、モートンは急患フロストの抜歯手術以降、エーテルに関してはピタリと口をつぐんでしまったのだ。フロストにサインさせた証書も、ジャーナルの新聞記事にも、エーテルという字句は見当たらない。また、ワーレンに宛てた依頼状、ビゲロウやワーレンへの口頭説明でも、エーテルには一言半句もふれていない。彼は、この新法の発見者として受けるべき恩恵を計算し、エーテルを伏せて調合法を秘密にすることによって、事を自分のペースで進めようとしたのだ。

MGHの医師たちは、モートンの秘密主義に憤慨した。医学上きわめて有用な治療法を独り秘匿すべきではない、と口酸っぱく説いた。しかし、モートンは頑なに公表を拒否した。ビゲロウたちは、調合法を明らかにしなければこの新法を支持しない、と威し詰《なじ》った。両者の間で険しいやりとりがつづいた。公開無痛手術の一番槍という揺るぎない自負に支えられて、モートンはエーテルという掌中の珠を離そうとはしなかった。

彼はその掌中の珠を守るため、秘かに法的権利の獲得に動いた。手術から十日余、十月二十七日にワシントンに硫黄エーテルの使用と考案した吸入器具の特許権を出願した。彼は特許権出願のために、E・ワーレンを雇って、手続き一切の業務を代行させたのである。パテントは当時、オリジナリティを保全するための常套的な手段であった。だから、それをもって彼を非難するのは当たらない。

この策動を知って、MGHは狼狽した。彼らはふたたびモートンを取り囲み、医倫理上この貴重な発見を独占することは許されない、と詰め寄った。もし強行するならば、この事実の公表は差し控える、とまで言い切った。モートンはその剣幕に危惧を覚え、巧みに翻意を装った。一応モートンから、独占するようなことはしないという約束を取りつけ、MGHは安堵した。

しかし、モートンは出願を取り下げなかった。認可をひたすら待った。けれども期待は外れ、吸入器具はパテントを得たが、エーテルの使用は新しい知見に非ずとして却下されてしまった。拒絶されて、彼の功利的な性癖がいやがうえに増幅されていった。彼は、完全にエーテルの虜《とりこ》になっていた。

一方、予想だにしなかったモートンの成功に、ジャクソンは不満と妬みをつのらせていた。日ごとに高まる教え子の名声を耳目にし、エーテルを教えたのは私だ、と独り唇を噛みしめた。その利己的な性格が、モートンに出し抜かれたと彼を邪推させたのだ。

そこへ、当の本人がひょっこり顔をだした。ジャクソンが厄介な人物であることを承知していたモートンは、自分の成功の恩人と彼を立てながら、一緒にエーテル吸入剤の専売特許権を取ろうと、巧みに持ちかけたのである。ジャクソンは彼の低姿勢に慰撫され、連名で出願し特許権料の一〇%を保証するという条件を呑んだ。彼がこのような申し出に応じたことが、二人の果てしなき確執のはじまりとなった。

二人はただちに、ジャクソンの実験室で新吸入剤の開発に取りかかる。それは実は、モートン調合剤の実体を隠すため、硫黄エーテルの臭いを紛らわす偽装工作であった。

無痛手術の大ニュースが世界を駆けめぐっている翌十一月初旬に、はやくも、彼らは共同で新しい吸入剤「レセオン Letheon」を発表し、特許権を出願した。レセオンとは、その水を飲むとすべてを忘れさるという、ギリシア神話の忘却の川レーテ Lethe になぞらえた印象的なネーミングであった。

「モートンのレセオン Morton's Letheon」と銘打って、広告文が大々的に配布された。モートンは、各種の薬品を混合した独創的な新薬であることを強調し、その名のとおり深い昏睡に陥らしめると、レセオンの特効を宣伝した。山っ気をおこした彼は、高名な化学者ジャクソンと組むことで、新薬への信頼性を高めることを企図したのである。

彼の作戦は効を奏したが、調合法に関する質疑はやまなかった。そのたびにモートンは話をはぐらかし、ついには特許出願中を理由に口を閉ざした。この秘法という売り方がレセオンの商品価値を急上させたが、芳香性をもったその新薬の成分に疑問をいだく者も少なくなかった。

十一月十二日、レセオンにパテントが下りた。モートンは、まさに絶頂期にあった。事業欲に駆られた彼は、すでにレセオンと自製吸入器の販路拡大に機敏に手を打っていた。各地に業務の代行人を募り、彼らにレセオンを使用する権利を譲渡する許可証と吸入器を、病院や診療所に販売させようというのである。

その許可証は売値はまちまちで、歯科医師の五年間の使用料として、人口五～一〇万の都市では五十ドル、一〇～一五万の都市では二百ドル、外科医には手術料の二五％を要求するという法外な請求であった。全米で行われる外科手術の料金の四分の一が、彼の懐に流れこむという仕組みである。さらに、彼はイギリスやフランスにも触手をのばし、業務代行人を求めた。

彼は、大量販売を期して、自法の宣伝に精力的に動いた。まず十一月二十日に、『外科医とその他の医師へ To Surgeons and Physicians』と題した広告ビラを、州内の医師宛てに郵便で直送した。それには、特効新薬の使用方をつぎのように勧誘していた。そこでは、やはりエーテルを秘して、「混合剤 Compound」と記している。

外科手術に際して患者を無痛下におくべきであると判断される場合、当方では患者に彼の混合剤を投与できる能力を十分に有する人物を提供する用意があります。申し込みは、面談もしくは書面にて歯科医師

W・T・G・モートンまで

ついで、一般大衆に対して、同日付の『ボストン・イブニング・トランスクリプトBoston Evening Transcript』紙上に、『公衆へ』と題して広報し、レセオンのパテントを取得したことを明らかにした。

さらに、十一月二十五日号の『ボストン医学外科学雑誌』の広告ページに、郵送したビラと同じ文面を掲載した。そこには、「新薬による吸入法を見たいとご希望の先生方は、どなたでも小生の診療所へお越しください。歓迎申します。次号に小生の行う手術名を通知致します」と追記されていた。

重ねて、同誌の十二月二日号にも、『公開講座――一般公演』と題する通報を出し、モートン法の講演会を予告している。

つづく十二月九日号には、堂々と『パテント〝レセオン〟The Patent "Letheon"』と題する広告ビラを挟みこんだ。それは、ワーレンがモートンの無痛手術を紹介した同じ号であった。モートン自らの采配によるPR作戦はまことにそつなく、万事に手回しがよかった。

また、モートンは私財を投じて、自法を宣伝する一ページの回状Circularを作成し、十一月二十六日付で関係者に配布した。それは、じきにモートン法に関する内外からの新聞記事、雑誌の抜粋、手紙で埋まり、十二月発行の第二号は四ページのリーフレットになり、第三号は十四ページに増えて分厚いパンフレットになった。さらに、一月発行の第四号は四十二ページ

にふくれあがり、冊子スタイルとなる。

一八四七年に入ると、ヨーロッパからの反響が津波のように寄せてきて、モートンを小躍りさせた。彼は、そのなかから自法の追試に成功したという記事を中心に、各種の信頼しうる情報をまとめ、『ヨーロッパからの声』と副題して、五月に第五号を発行した。それは、三色刷の表紙をつけた八十八ページの豪華な雑誌であった。

この半年間のページ数の増加ぶりをみても、当時の反響の大きさを窺い知ることができよう。とりわけ、第五号の欧州での追試の情報は、アメリカ国内の反対分子や懐疑派の声を終息させる役目を果たした。

繁忙のため編集に手が回らなくなったので、第五号で最終版となったが、もはや自己宣伝をする必要がなくなったのであろう。ともあれ、彼はモートン法を広報するためには、寸暇を惜しまなかったのである。そこには打算もあったとはいえ、彼のアクティブな活動が、吸入無痛法を加速度的に普及させたことは間違いない。

こうした派手な宣伝に煽られて、特効新薬は医学界に一大センセーションを巻きおこす。時勢は、モートンを中心に展開した。ワーレンらMGHの面々は、苦々しく見守るだけで、もはや止めようもない。医学界の関心と話題はモートンに独占され、学術誌は吸入法とレセオンに埋めつくされた。

かく、渦中の人モートンは、有頂天になっていた。彼は驕り昂ぶり、人の世の情誼《じょうぎ》を忘れた。他人に自分の成功を分かつなど、青年モートンには思いも及ばないことだった。彼はただひたすら、自らの権利を主張しそれを占有しようとした。師ジャクソンに、先輩ウェルズに、賛辞を呈する謙虚さも鷹揚さも持ち合わせていなかったのだ。

彼は、ジャクソンを蔑《ないがし》ろにした自分に気づかない。陽はモートンのみを燦々《さんさん》と照らし、協力者ジャクソンはその影にすぎない。そのうえモートンは吸入法開発の栄誉を独り占めし、レセオンも自分一人の研究であるかのごとく吹聴している。陽の当たらぬジャクソンの胸に、しだいに怨念が鬱積《うっせき》していく。

彼の増長はエスカレートしていった。レセオン売り込みに忘我して、自分こそ吸入無痛法発見の名誉を受けるにふさわしい、と自薦しはじめたのである。ジャクソンはおろか、ウェルズの功績さえ無視して憚《はばか》らなかった。

そのウェルズは、挫折から二年余、隣州のハートフォードで悶々たる日々を送っていた。ボストンから逃げかえった彼は、自分の笑気ガスの有用性を立証すべく、ふたたび実験をはじめる。笑気ガスへの執念が、彼を焦らせ急きたてた。

彼は無謀にも調合したガス剤を繰りかえし吸引し、自らの肉体でその効果を試し、しだいに心身を蝕まれていった。日ごとに、気難しく怒りっぽくなっていくウェルズに、理解と同情をよせていた同僚や患者も次々に離れていく。吸入剤を応用しようと説得するも、患者は憔悴《しょうすい》しきった彼の振舞いに、恐れをなして逃げだしてしまう。鬱病が嵩じて、彼の言動はますます異様に妄想的になっていった。

一年数カ月ののち、ウェルズは休業のやむなきに至る。一八四五年四月から半年間、療養の日々を安んじ、傷ついた心身を癒した。

このとき、実はモートンは一度だけハートフォードに、療養中のウェルズを訪れていた。それは七月のことであった。彼が何の目的で会いにいったのか、単なる病気見舞か、その後の笑気ガス研究の偵察か、それとも模索中であった吸入法の相談か、わからない。いずれにせよ、ウェルズはいまだ初志を捨てず、吸入無痛法の正夢をモートンにひたむきに語ったらしい。

そのとき、吸入剤としてエーテルの話がでたかどうか定かでない。けれども、その秋に小康を得て復帰したウェルズは、さっそくエーテルの実験をはじめているのである。それは、モートンがエーテルを使用する一年もまえのことであった。

翌一八四六年の夏にはウェルズは、ニューヨークの著名な医師V・モットに、亜酸化窒素とエーテルを手術に使用するよう説くまでに、回復していたのだった。

そのウェルズに対しモートンは、公開手術の成功直後に手紙を書き送っていた。それは、ウェルズに自分の成果を報告しながら、その裏には、先手をうって吸入実験の先輩を封じておきたい、という計算が秘められていた。

十月十九日付のその文面は、患者を深い眠りに陥らせ苦痛を与えずに手術できる〝ある調合剤〟を発見したことを告げたあと、専売特許を得たので、この使用の権利を譲渡する代行人になってほしいと要請している。手紙の趣旨は、医学上の報告というより商売の勧誘であった。モートンが、譲渡利益を折半にするという好条件で誘い、自分の事業に加担させることによって、紛れもない先覚者を取り込もうと企図したことは疑いない。

ついで彼は、この調合剤を抜歯に一六〇回以上使用したと述べ、「私はMGHに招かれ、医師たちの前でこれを用い、いずれも成功した。手術室は立錐の余地がないほどだった。私の調合剤の効力については、ワーレン教授らが保証している。詳しくは、同封した当地の日刊紙の記事をご覧いただきたい」と公開手術の模様を直截に報告した。その表現は簡略であったが、ウェルズには痛撃であったろう。果敢に自分を乗りこえていったモートン。彼は、今さらながら、運不運の落差を嘆いたに相違ない。

けれどもウェルズは、儲け主義に走る友人の姿勢を憂慮し、手紙を読んだその日のうちに、取り急いで返信をしたためている。それは、貴君の調合剤を正しく使用し、発見の本来の目的を損なわないようにと真摯に忠言し、次週にボストンに行くので会いたいと添えていた。後発のモートンの牽制ともしらず、いささかの疑いもいだかぬ邪気のない文面であった。

彼らがボストンで会ったかどうかわからないが、返信を受けたモートンは、相手の下心も見抜けぬウェルズを、与《くみ》しやすしと侮《あなど》ったことだろう。実際、モートンの手紙は嘘とハッタリで色濃く塗られていた——手紙を記した時点では、特許権の取得どころかいまだ出願もしていなかったこと、九月三十日の処女手術から半月余りの間に、一六〇もの症例をこなせるわけがないこと、公開手術は自分からＭＧＨに売り込んだものであること、手術室が立錐の余地がないほどの状況であったか疑わしいこと。

そしてもっともあざとい欺瞞《ぎまん》は、ある調合剤としか記さず、ウェルズにさえ硫黄エーテルの事実を隠したことである。それは、ウェルズに対する恐れと後ろめたさを裏書きしているともいえよう。

二人の間には、こうした経緯があったのだ。そこへ、華々しいモートンの暴言が、ハートフォードの耳にとどいた。友人の成功を素直に喜びつつ、落胆を免れなかったウェルズに追い打ちをかけるように、吸入無痛法の発見を横取りする信じがたい食言に襲われたのだ。驚愕、そのあとにくる痛憤、そして無念。

煩悶のうちに、ウェルズは精一杯の抵抗を試みる。十二月七日、ハートフォードの地元紙『カーレント Current』に、吸入無痛法の真の発見者は自分である、と控え目に主張する一文を載せた。しかし、すでにモートン法は一世を風靡《ふうび》し、モートンの名声は全米に膾炙《かいしゃ》していた。田舎歯科医師ウェルズの反駁など見向きもされず、所詮、蟷螂《とうろう》の斧であった。彼は、ふたたび辛酸の日々に追いやられる。

秘かにウェルズの出方を心配していたモートンであったが、それが取り越し苦労であったことを悦んだ。ウェルズ恐るるに足らずと、今さらながら彼と我れとの力のひらきを実感したに違いない。

一方、モートンとMGHとの間にも、険しい摩擦音が生じていた。無痛法の開発はモートンとの共同作業と認識していたMGHは、そのパートナーの非を表沙汰にする愚は避けようと努めた。一刻、激昂したレセオン特許権も、やむなしと譲歩して、院内にくすぶるモートン非難は極力抑えてきた。成功者モートンの驕慢にも目をつぶっていた。

ところが、当のパートナーは事業家気取りで、レセオンと吸入器のセット販売に寝食を忘れていた。彼はパテントを振りかざして、各地の代行人に号令をかけ、権利の譲渡という形で、病院や診療所から疎漏なく使用料を徴収させた。そしてモートンはよりによって、発祥元のMGHにも、その請求権を及ぼそうとしていたのである。

これには、さすがのMGHも憤激した。本来、医療を商品化することさえ許しがたい行為であるのに、MGHにも使用料を払えというのか。彼らには当然のこと、公開手術はMGHが行ったのだという自負と自尊があった。それに、MGHが貧困者の救済を目的につくられた慈善病院であり、その精神は今も彼ら医師団に脈々と受け継がれていた。実に、創設者ワーレンの信念を逆撫でしてしまったのだ。

これはボストン地域を担当した代行人の不手際か、それとも、なにか行き違いがあったのだろうが、MGHは挙げてモートンを攻撃した。これには、さすがのモートンも閉口頓首した。むろん、ワーレンはじめMGHには心底、恩義を感じていた。それに、大MGHを敵に回すことは得策ではなかった。

彼は例のごとく、彼一流の処世術を発揮する。病院長ワーレンと病院理事に書簡を送り、貧しい人々から使用料を取ることは本意ではないと否定し、MGHに逆らう意思は毛頭ないことを示すべく、羊のように恭順の意を表した。

この弁明をワーレンらがどう受けとったか、相手がモートンゆえ半信半疑であったに違いない。彼らは、十二月十四日付でMGHの病院通信 Hospital Correspondence を通じて、書簡全文をそのまま院内に報告した。

Dr.モートンが、外科手術における苦痛を予防するこの偉大な発見を利用する権利を、公立病院に提供したということは、すでに公開の印刷物において言明されている。MGH病院長に宛てたこの問題に関する同氏のつぎの書簡は、すべての当事者にとって、たいへん名誉となるものである。

MGH病院長および理事の方々へ

拝啓　外科手術における苦痛の予防ないし緩和が得られる今回の新発見が利用されるに際し、慈善病院等あるいは貧しい人々から、少しでもその使用料というべきものを受け取るなどということは、私の意図でも希望でもないということを、すでに私が公私ともに明らかにしてきていることは、各位は皆、ほとんどの方々がご承知のことと存じます。

各位が管理しておられるこの慈善的施設の優秀なること、さらには人類への奉仕に果たしておられる重要性の益々大なることは、小生久しく確信しております。それゆえに小生はここに謹んで申しあげますが、各位の賛意が得られますならば、上記の発見を貧しい患者の利益のために、貴病院に収容されている貧しい患者とその他の患者のために利用してくださるよう、合衆国政府より小生に与えられた特許権許可状に基づく一切の権利を、小生は喜んでMGHに進呈したいと存じます。

W・T・G・モートン

文中、印刷物で公立病院に権利の提供を明らかにしたという事実は不詳だが、モートンは、慈善施設MGHを称えて、同院の患者のために自分の特許権を分贈することを確約したのである。それは、モートンらしい芝居がかった申し出であった。よく文章を読めば、権利の無償譲渡はMGH一院に対してだけであるから、彼にとっては痛くも痒くもなかったのだ。とにかく、釈然とはしないながらも、これでひとまずMGHの怒りは慰撫された。

明けて一八四七年。ボストンにいる日陰者ジャクソンは、無痛法発見の英雄モートンの座を、十分すぎるほど認識していた。国内では反抗は無駄だと覚った彼は、狡猾で陰湿な手段を選んだ。遠回しながら、フランス科学アカデミーの重鎮である旧友に書簡を送り、パリの科学者や医学アカデミーの関心を喚起するよう求めたのである。当時、科学の世界ではパリを拝する風潮が強く、とりわけアメリカ医学界にとってパリは至上の学都であることを、ジャクソンは心得ていたのだ。

彼は添付した長文の声明書で、モートンがはじめてエーテル吸入による公開手術をした事実を認めながら、実は自分が最初に硫黄エーテルに着目し、数々の実験を通してその有用性を確認し、自分の代理としてモートンに手術を担当させたと、巧みに脚色した物語を綿々と綴り、自らが真の発見者であることを婉曲に訴えた。

ボストンはパリから遠く、ジャクソンは優れた化学者として名高く、モートンははじめて耳にする名前であった。彼の声明書は異常な関心をもって読まれ、パリは捏造された〝真相〟に驚き、科学者にあるまじき行為とモートンの卑劣を憤った。

ジャクソンの非情な計略は当たった。じきにパリからモートンに、非難の飛礫《つぶて》が襲いきた。夢想もしなかった方角からの攻撃に、モートンは面食らった。手ぐすねを引いていたジャクソンは、パリに呼応してただちにモートン攻撃の矢を放つ。彼は同文の声明書を印刷して、全米、欧州の関係団体に一斉に送付した。その翌日、アメリカ科学アカデミーに出向いて、顔なじみの会員をまえに臆面もなく声明書を声高に読みあげた。

レセオンの共同開発者の爆弾発言に、医学界は騒然となった。吸入無痛法の発見者として、ウェルズとジャクソンがクレーム——いったんは無視されたウェルズも引き合いにだされ、プライオリティ（先取権）をめぐって、三つ巴の争いになる。いったい、誰が本当の発見者なのか？　医学関係者は三者を三様に批判しあるいは擁護し、非難を交じえた過熱な論争が繰り広げられた。

アイデアを盗み功を盗んだと公然と誹謗されたモートンは、あわてて反論した。ジャクソンからエーテルに関する助言を受けたことは認めたが、エーテル吸入法はあくまで自分の独創であると主張し、自らの実験経過を証明すると躍起になって防戦に努めた。

さらに困ったことに、ジャクソンの声明で、ひた隠しにしてきた調合剤とレセオンの成分が、エーテルであることが暴露されてしまったのだ。ジャクソンは、二人だけしか知らない内幕をばらす意図はなかったが、パリを納得させるには、調合剤の成分を秘密にしておく訳にはいかなかったのである。

当初から彼の調合剤を見透かしていたワーレンは、すでに前年十二月の『ボストン医学外科学雑誌』には、調合剤をエーテルとして報告していた。元々、芳香性あるレセオンに疑惑をいだいていたMGHの面々は、案の定エーテルだと色めきたった。勢いづいた彼らは、調合法を公表せよとモートンに迫った。医学界は、混合物質を明かさない彼の秘密主義に集中砲火を浴びせた。

窮地に追いこまれたモートンは、やむなく『管理した硫黄エーテルの適切な吸入法に関する意見』(*40)(四十四ページ)を発表した。初手から、タイトルに硫黄エーテルを謳ったその小論は、モートン吸入法の手引書という体裁を調えていたが、半面、世の非難と嫌疑に対する弁明書でもあった。

険悪化したMGHとの関係を修復したかったのであろう、彼は、本小論をMGHの外科医に捧げるという丁重な献辞を掲げ、彼らが硫黄エーテル吸入法の価値をもっとも早く正当に評価してくれたことに、最大級の感謝を表した。

冒頭、彼は殊勝にしかし勿体らしく、つぎのように執筆の主旨を述べている。

硫黄エーテルの新しい応用法が発見されて以来、種々の報告がなされて、人類のこうむりやすい数々の苦痛を救うために、これが安全かつ有効に用いられうることが明らかになってきた。私の考えでは、これを適用する具体的な方法、これが与える効果、感覚喪失時の諸症状、これの使用に伴う困難や危険、またそれらを可及的に排除する最善の手段・方法等に関する手引書ともいうべきものは、今日まだ見られず、それは切望されている。

とくに自分の臨床に応用してみたいと望んでいるが、実地使用を目撃する機会に恵まれない医師にとっては、たいへん切実な願いである。この要望に応えるために、また知識と情報を求めて私のところにしばしば寄せられる問合わせに一々答える労を省くために、私は以下の文章を執筆した。

この主旨説明のあと、症例をあげながら臨床応用の経験と見解を科学的に具体的に解説した。

文中、レセオンの調合にふれ、微妙な言いまわしで、芳香性物質を混合したエーテル液であることを認めた。独創的な新薬どころか、特許権を得るために二人で諮って、エーテルに各種の香料を混ぜたに過ぎなかったのだった。直截にいえば、何のことはない、ただの〝香料つきエーテル〟と白状したのである。

吸入無痛法の権威モートンの信用は、地に落ちた。すすんで報告した形になったジャクソンは、心ならずもモートンに唆《そそのか》されたと改悛の情を示し、巧みに世の免責を受けた。新製品レセオンの魅力は褪せ、その商品価値はみるみる下がっていった。一獲千金を夢みた二人の大事業は頓挫し、下り坂を転げ落ちていく。

五月初旬、〝香料つきエーテル〟の悪評を耳にしたのであろう、ハートフォードから水に落ちたウェルズが悲嘆の一矢を報いた。

『ボストン医学外科学雑誌』に、「編集者への手紙Letter to the editor」を添えて投稿したのである。ズバリ『エーテル吸入法の発見』（*41）と題した一ページの短文に、彼は、自分がすでに一年前にエーテル吸入法を実施していた事実を淡々と記していた。その末尾を、「私はこの発見に関して、当然受けてよいであろう名誉を受けようとするだけで、それ以上の何ものをも望んではいない」と結んだ。

二人の関係は周知のものであっただけに、ウェルズの証言はモートンに痛撃を与えた。だが、彼はひるまず、ウェルズの虚言癖と決めつけ、自らが一番槍であるとして一蹴《いっしゅう》、あくまで強気の姿勢を崩さなかった。一度貼られたペテン師のレッテルは、ウェルズから離れなかった。モートンに放った矢で、彼自身がより深手を負うことになる。

彼の身を按ずる妻に勧められて、ウェルズは気晴らしの欧州旅行にでかける。パリに到着した彼らは、思いがけず歓待の波に迎えられた。ウェルズは、パリでは有名人であった。モートン、ジャクソン、ウェルズの三角関係は、興味本位も手伝って、人々の関心をそそり、その噂で持ちきりだった。そこへ当のウェルズが遠路遙々《はるばる》やってきたのである。

彼は、科学者や医者の団体やクラブに引っ張り凧になった。パリの著名なアメリカ人歯科医師ブルースターが案内役を買ってでた。求められて吸入無痛法の発見談を、例のごとくはにかみがちに語ると、拍手喝采、称賛と激励がウェルズをつつんだ。パリに、少なからぬウェルズ・ブームが沸きおこった。

一部の医学者たちは、三人の激しい争いを憂い、人類に至上の福音をもたらした無痛手術法発見の真相を究明しようと、真剣にウェルズに接した。彼らはボストン誌のウェルズの虚飾のない一文を理解し、帰国後早急に詳細なデータを送るよう要請した。

短い滞在であったが、ウェルズは異国の友人たちの心温まる歓迎に、久方ぶりに傷心を癒して帰国する。ボストンでは、モートンとジャクソンの間に、相も変わらぬ中傷と虚言の応酬がつづいていた。それに耳をふさいで、ウェルズは妻に支えられながら、約束どおり吸入法発見の報告書の執筆に取り組む。

その秋、彼は『亜酸化窒素ガス、エーテルとその他の蒸気の外科手術への応用に関する発見の経緯』（*42）を自費出版した。この渾身の小冊に、自らの吸入剤研究の経緯を逐一記述し、修飾を交じえずに開発をめぐる生々しい秘話を披《ひ》瀝《れき》、笑気ガスにとどまらずエーテル吸入法の創始者として、その立場の正当性を虚心に訴えた。

その廉直な説得力ある自己主張は、真相を求める関係者の注視をあつめた。ウェルズは、この約束の論文をパリ医学界へ送付した。

ウェルズの小論の反響に、モートンとジャクソンは狼狽した。二人は異口同音に、ウェルズは失敗したではないか、と嘲笑い、居丈高に笑気ガスの効力をこき下ろした。期せずして仇敵の二人は、ウェルズに対して共同戦線を張ることになった。相手の弱さを知っている彼らは、衆人環視のなかでの失敗の様を、巧みに脚色して苛責なく暴きたて、笑気ガスは麻酔剤ではないとまで痛罵した。

十月には、エーテル吸入法の発見談を綴ったモートンの書簡が、『アメリカ歯科医師会雑誌 American Journal of Dental Science』に『Dr. Wm. T. G. モートンからの手紙 Letter from Dr. Wm. T. G. Morton』と題して掲載され、二十二ページにわたってモートン側の〝真実〟を主張した。

所詮、ウェルズが敵う相手ではなかった。モートンへの反駁は、結局、ブーメランのように彼自身を襲い傷つけるだけであった。発見者Discovererとしての主張は、これが限界であった。軋轢《あつれき》に耐ええず病状は悪化、ウェルズは安息を求めて一八四八年一月はじめ、家族を残してニューヨークへ逃避行する。

チェンバーズ通り一二〇番地に一室を借り、時折、付近の医師たちに無料で吸入法を教授しながら、エーテルを離れて、新たにクロロホルムの実験をはじめた。すでに二カ月前、イギリスのエジンバラでは、シンプソンが同剤による無痛手術に成功していた。それを知ってかウェルズは、実験室と化した部屋で、憑《つ》かれたように自ら人体実験を重ねていった。

当時、笑気ガス、エーテルやクロロホルムの常習が、人体に及ぼす危害については無知であった。その開発者たちでさえ、その有用性のみに気を奪われて、ガス体の毒性を顧みる余裕がなかったのだ。そのためウェルズは、自らの実験の犠牲者となるのである。

逼塞《ひっそく》するウェルズの噂は、海を越えてパリに伝わっていた。その不運と不遇に同情があつまり、ウェルズ称賛の声が澎湃《ほうはい》として高まった。

パリ医学アカデミーは、送られてきた彼の論文を明証として、H・ウェルズを麻酔法の発見者と認める旨、投票をもって決議した。

パリ医学アカデミーは、外科の無痛手術を可能とする気体ガスの吸入法を発見し、これを使用することに成功した功績に冠せられるあらゆる栄誉を受けるに相応《ふさわ》しい人物は、アメリカ合衆国コネチカット州ハートフォードのホーレス・ウェルズ氏であることを認める。

その決議文は、ただちにブルースターによってニューヨークに送られた。当時の船便は遅い。

その朗報を、ウェルズが手にすることはなかった。

一月二十一日の夜、精神に異常をきたした彼は、凍《い》てつく冬のニューヨーク市内を幽鬼のようにさ迷っていた。ブロードウェイに差しかかったとき、突然、通行中の女性二人に、忍ばせていた硫酸をひっかけた。一人の首筋に火傷を負わせ、硫酸の瓶を手に呆然と立っているところを逮捕される。

取調べに対し、彼はモートンや硫酸やボストンのことなど、支離滅裂に口走りヒステリックに啜り泣き、錯乱状態であった。同情した治安判事は興奮が鎮まってから、警官同行で自宅に洗面用具を取りにもどることを許した。

拘置所の独房に拘禁されたウェルズは、二十三日の夜、狂気の狭間《はざま》に二通の遺書をしたためた。一通は治安判事に宛てて、失われた記憶の糸を辿って、自分の犯した行為を正直に記した。

もう一通は、妻リザ宛であった。私はもっと生きのびて、お前たちのために働くつもりだった、と家族に詫び、悲痛な別れの言葉を綴った。

「……凄まじい勢いで、狂人と化していく自分を感ずる。これ以上生きていたら、必ず理性を失い発狂してしまう……だから神は、私の行為を許してくださるだろう……もう何もいえない……さようなら……」

夜半、粗末なベッドに座り、背を薄汚れた壁にもたせかけた。洗面用具に隠していたクロロホルムの瓶を取り出す。折り畳み式の鋭いカミソリを、針金で棒切れに幾重にも巻きつけた。帽子を目深にかぶると、二つ折にしたハンカチをその縁に差しこんだ。

瓶をあけて、もう一枚の畳んだハンカチにクロロホルムをたっぷり浸し、顔に垂れている二つ折のハンカチの底に押し入れた。鼻と口をおおったクロロホルムの強い臭いにむせた。その

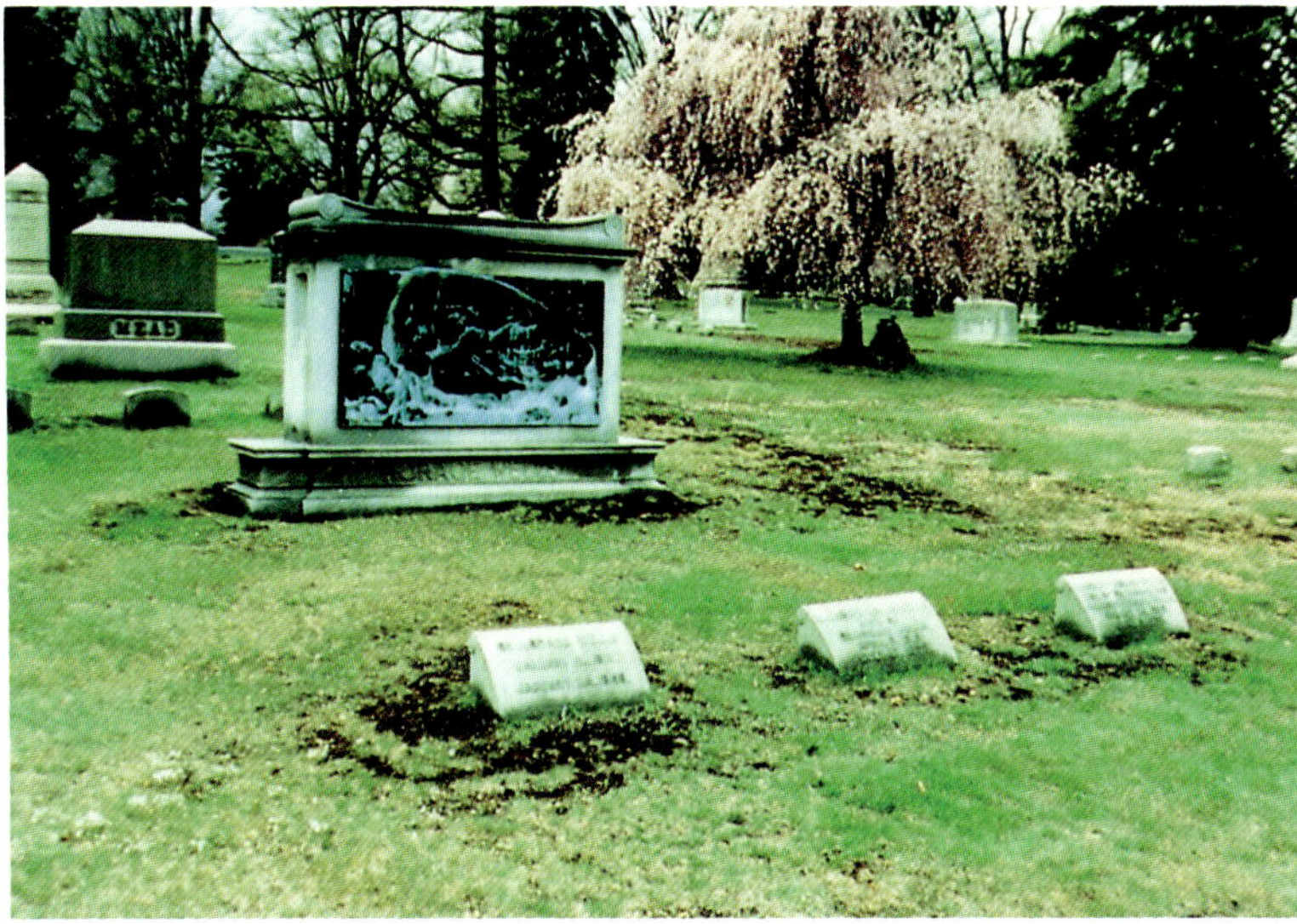

ハートフォードのウェルズ一家の墓，左側がウェルズの墓，後はモニュメント[57)]

効き目は、とうに経験ずみである。彼は深呼吸して胸腔一杯に吸いこみ、意識を失う寸前、倒れこむようにして、手にしたカミソリで左の内腿の動脈を切断した。一八四八年一月二十四日、三十三歳。笑気ガス公開手術から、わずか三年後のことであった。

ウェルズの自殺は、モートンの世評を決定的にした。今さらながら、死するウェルズに世の同情が注がれ、生けるモートンは、友人を裏切って狂気に追いやった人物として烙印を押される。

けれども今やモートンには、世評や名声を愛惜している余裕はなかった。三つ巴の一人は脱落するが、残る二人の確執はやまない。ウェルズの死によって、彼らが内心もっとも恐れていた共通の敵が消えたのである。両者はふたたび向かい合って、一方は青二才、無学よばわりし、他方は似非《えせ》学者、裏切者よばわりして、相手の卑劣と破廉恥を罵り合う。

ついには、双方、名誉毀損で裁判所に訴え、その陰悪にして醜い師弟の抗争は泥沼化して、とどまるところを知らない。

商売人モートンの事業は、行き詰まりに瀕していた。紛《まが》いものとみなされて以来、レセオンの譲渡許可証は見向きもされなくなっていた。自由に吸入エーテルを使用する病院や診療所が続出した。モートンはレセオンの特許権を盾に、各地の代行人たちに檄《げき》を飛ばした。彼らは、許可証なしに勝手にエーテル吸入法を行わぬように警告してまわり、それに反する場合には誰によらず告訴すると脅した。しかし、レセオン許可証はもはや一片の紙切れにすぎず、その効き目はなかった。

業を煮やしたモートンは、みせしめのため、エーテル療法を売りものにしていたニューヨークの眼科医を、特許権の侵害で告訴する。

そんなモートンのまえに、一八四九年になって、ウェルズと交代するように思わぬ伏兵が現れた。三年もたって、ボストンより遠く離れたジョージア州から、新しいクレームが降って湧いたのである。それは、ジェファーソンのロングであった。

彼は、一八四二年からエーテル吸入手術を行っていたので、自分が創始ではないかと主張した。世事に疎く情報に遠いこの田舎医師は、東部での医学史上最大の狂騒を知らなかったのだ。この遅れてきた男の出現に、麻酔法開発の興奮期を過ぎた今、医学界の反応は冷やかだった。

彼は、その年の十二月『南部医学外科学雑誌 Southern Medical and Surgical Journal』に、『吸入による硫黄エーテルの外科手術における麻酔としての最初の使用に関する解説』(*43)(九ページ)と題して、その事実を報告した。しかし、それはいかにも出し遅れた証文であった。

このときロングは、一八四四年ころに、ボストンから来た歯科医と外科医が当地に数週間滞在し、自分のエーテル吸入治療を見学したという事実を語った。その歯科医師の名前は憶い出せないが、間違いなくウェルズかモートンであろうと断言した。それは、二人の盗用を示唆する重大発言であったが、今さら耳を傾ける者は少なかった。

さらにロングは一八五三年に、ジョージア州の医学外科学協会で、『エーテル下における最初の外科手術』(*44)と題して口演した。議事録によれば二ページ余りの短いスピーチであるが、そのなかで最初の患者ヴェナブルの証言書を示して、自分がエーテル吸入法の先鞭であることを切々と訴えた。

ロングの事後報告は事実として信用されたが、彼は麻酔法の開発とその進展に、なんら関与するところはなかったと評された。問題は、誰が最初に為したかではなく、その時代とそれから後の世に与えた影響の度合いなのである。

ここへきて、モートンは予期せざる致命的な打撃を受けた。エーテルをめぐる眼科医との裁判に敗訴したのである。一罰百戒のつもりの告訴が、自らの墓穴を掘ってしまったのだ。レセオンは単なるエーテルと断定され、彼の考案した吸入器はすでに旧式で実用にならないと判定された。モートンの珠玉の特許権は、失効してしまった。

もっとも、特許権の有効・無効にかかわらず、彼が商売に汲々としている間に、世界中で一斉にエーテルと吸入装置の開発が進み、先駆者モートンは遙か取り残されてしまっていたのだ。譲渡代行人システムは空中分解し、製造したレセオンと吸入器が在庫の山となり、莫大な借金が残った。彼は吸入法の成功直後に診療所をやめていたので、定収入の途がなかった。事業の借財、眼科医とジャクソンとの裁判費用が雪だるま式に嵩んで、二重の借金苦に喘ぐ羽目になった。さすがにその窮状を見兼ねて、MGHは彼に名誉賞を授与したが、その程度の賞金では焼石に水であった。

モートンの残りの人生は、自ら冒した言動の後始末に費やされることになる。

さらに間《ま》が悪いことに、エーテル吸入法自体に影が射しはじめていた。というのは、一八四七年十一月にシンプソンが開発したクロロホルムが、ヨーロッパから上陸したのだ。それは第三の吸入麻酔剤と称され、エーテル以上に奏効すると評された。この一両年の間に、エーテルを凌ぐ勢いで全米に浸透していた。

この新たな事態に、モートンは愕然とした。エーテルに優るといわれては、黙ってはいられない。一八五〇年、彼は『硫黄エーテルの生理学的効果とクロロホルムに比した優越性について』(*45)（二十四ページ）をもって反攻する。内容はタイトルそのままに、エーテルの優位を改めて誇示しつつ、モートン法を固守しようとする開発者の意気地と守勢に立たされた者の焦躁とが交錯していた。

つぎに、事業収入を絶たれ、借金返済に追われるモートンが、苦しまぎれに考えだしたのが議会工作であった。彼は特許権を奪われ、名誉と財産を詐取されたと嘆き、被害者を擬して同情をあつめた。弁護士、議員、院外団らの加勢を得て、合衆国議会に対し、エーテル麻酔法発見の功績を正当に評価するよう請願する。議会から、公共的な大業に与えられる報酬を受けようというのだ。応援団は組織的な請願運動を展開し、麻酔法発見のために払った犠牲と特許権失効による損害の代償として、十万ドルの補償金を議会に要求した。

当初、ワシントンの反応は鈍かった。モートンは有力な支持者（パトロン）の支援を受け、応援団を総動員して、ワシントン詣《もう》でをつづけ、議会や報道機関になりふりかまわず働きかけた。

一八五一年十二月ようやく、議会筋のD・ウェブスターから、議院委員会が満場一致で貴殿のエーテル実用化の功績を称賛した旨、返書が届けられた。その書簡は、「これによって多くの人々が、貴殿に発見者としての名誉が与えられたと信ずるであろう」と結んでいた。丁重ながらも、功績を称えたというだけで、その文意はきわめて曖昧で具体性に欠けていた。

一方、ジャクソンも負けじと、同様に請願運動に精根を傾けていた。彼はパトロンを得られず、自ら借金して応援団を雇い、議会工作に当たらせた。

当初、両者の活動は伯仲していたが、じきにジャクソンの運動資金が枯渇し、モートンの波状的な陳情が独走していった。一八五二年には彼は、議員の五分の三の支持を取りつけていた。モートンは大願成就近しと、憑かれたように報償金の獲得に猛進する。

一八五三年、マサチューセッツ州選出の上院議員デービスが、証人によってモートンによるエーテルの麻酔的特性の発見が立証されたとして、その権利を主張する陳述書を上院に提出した。それは、五八二ページにのぼる膨大な文書資料であった。

ところが、議案提出の直前に至って、T・スミスから異議が入った。彼は、ウェルズのいたコネチカット州選出の上院議員であった。同議員は、ウェルズこそ麻酔法開発の栄誉を最初に授けるべき人物であると主張し、議案提出にストップをかけた。そのため、ウェルズの業績を調査しなおすまで、モートンの請願は保留されてしまう。巨額の借財をかかえて破産に瀕していたモートンは、切歯扼腕するが、為す術《すべ》もなかった。

つぎに、モートンは常軌を逸した行動にでた。強敵ウェルズの事実調査を貶《おとし》めるために、奸計を弄する。まず、人を介してウェルズの処女手術に立ち会ったリッグスの買収に動いた。協力報酬として議会報酬金の十分の一で釣ろうとするが、真実は金に換えられないと、蔑視されるだけであった。モートン信者の一人は事もあろうに、ウェルズ未亡人のところに乗りこみ、権利を放棄してくれたら報償金を折半にすると持ちかけた。リザは、「私の望みは夫が認められることだけです」と静かに首を横にふった。

彼らに籠絡《ろうらく》されたのは、コルトン興行で向う脛を強打した薬局店員S・A・クーリーだけであった。彼は教えられたとおり、ウェルズの発見は事実無根と夢中で証言したが、むろん耳を貸す者はいなかった。

一方、モートンとジャクソンの議会工作に、ロングも指をくわえてはいなかった。一八四二年にエーテル吸入を実施したことが事実として認められている彼は、発見者はあくまで時間的遅速によって認定すべきであると、再三再四、請願を繰りかえしていた。彼もまた、諦めきれなかったのだ。

結局、モートン、ジャクソン、亡きウェルズの代理人、ロングの四人が、唯一の権利をめぐって請願運動を展開した。彼らとその支持者たちは、各々の主張を証明する記録や証言書を提出し、四者で熾烈《しれつ》な争奪戦を演じ、議会では手の施しようがなかった。

一八五四年になって、第一の請願者がその混戦状態から脱けだした。漸《ようよ》うに、T・W・G・

モートンに十万ドルの賞金を授与すべし、という議案が提出された。だが、残る三者によってたちまち引きずり下ろされてしまう。モートンは、二度目の挫折に痛憤する。

驚くべきことに、請願運動はそれからさらに、十年間つづくのである。執念の鬼と化したモートンは、新しいパトロンの支持を受けて、議案提出に漕ぎつける。モートンに二十万ドルを与えよ、と提案議員は強硬に弁じた。このとき再度、慧眼T・スミスが待ったを掛けた。彼はモートンと提案議員の関係を問い質《ただ》し、彼らの癒着ぶりを鋭く指弾した。

そのあざとい遣り口に、彼の功績に報いるべきだと好意的だった議員たちも愛想を尽かした。採決の結果、確証のない損失に対して補償することは妥当性を欠くとして、議案は否決された。モートン三度目の挫折である。

そのあと、上院委員会は四者のデータを綿密に調査した結論として、四人の請願者のいずれが栄誉と報酬を受けるに値するか、判定できなかったことを報告した。あわせて、これをもって本問題に関する議会調査を打ち切る、と宣言した。四者の争いにほとほと手を焼いた議会は、喧嘩両成敗という形でケリをつけたのである。

結局、モートンの宿望は絶たれた。十五年余にわたって懇望しつづけた報酬を、手にすることはできなかった。パトロンに見放され、彼を取り巻いていた支持者も次々に離れていった。すべての扉は閉ざされ、彼の先途は絶望的であった。

ジャクソンとの係争は、続いていた。医学界は、彼らの十五年に及ぶ浅ましい醜いいがみ合いに呆れはてて、〝エーテル戦争〟と揶揄《やゆ》した。ジャクソンは一八六一年四月、『ボストン医学外科学雑誌』に『外科手術におけるエーテルの最初の臨床応用』(*46)(三ページ)を載せ、いまだにプライオリティへの妄執を捨てていない。

彼らは年月を経て、虚偽や捏造と事実や真正の区別がつかなくなっていた。互いに自分に有利な部分を正当化し、それを真実と思いこんでいた。共に頑迷、猜疑と憎悪をたぎらせ、人性を剝きだしにして傷つけ合い、業ともいえる果てしない葛藤を繰りかえした。

議会請願四度目の挫折以来、モートンは四囲から迫害されているという被害妄想に取り憑かれはじめた。彼はいまだに、吸入麻酔法が自分の手を離れて、とうに人類の共有物になっていることに気づかない。すでに判断力を失って、常軌を逸している自分を知らない。それから五年間、ワシントンを往来し、両腕一杯に請願書の束を抱えて議会の廊下を彷徨《ほうこう》し、無駄な努力をつづけた。荒んだ身なり振舞いは、彼の窮乏を物語っていた。その偏執的な言動に、人々は気味悪がって顔を背けて逃げ散った。

一八六八年一月中旬、ワシントンからの帰途、ニューヨークで病いに伏す。高熱と興奮のため、分裂症状を呈していた。往診した二人の医師は安静を命じた。彼らが入院の手配にでた隙に、モートンは蹌踉《そうろう》とホテルを抜けだし、止めてあった馬車を駆《か》った。ブロードウェイを走りぬけ、セントラル・パーク近くで止まる。馬車を捨てて、意識朦朧、ニューヨークの酷寒を放浪する。気にとめる者もないまま、やがて意識を失って、崩れるように路上に倒れた。

それからどれほどたってか、セントラル・パークの芝生の上に凍えているところを発見された。ただちに聖ルカ病院に収容されるが、手当の間もなく息絶えた。この行き倒れの浮浪者が、往年の英雄モートンであることに気づく者はいなかった。ウェルズと同じ一月のニューヨーク、ウェルズの死から二十年後の一八六八年一月十五日、四十九歳であった。

長い実りのない闘いに、身も心も疲弊していたジャクソンは、宿敵に先立たれて虚脱状態に陥る。虚無と悔恨に苛《さいな》まれ、しだいに狂気の淵に傾斜していった。五年後、彼はボストン郊外サマービルのマックリーン精神病院に隔離される。それから生きた屍となって七年間を過ごし、甦えることなく一八八〇年に七十五歳で病没する。

前後するが、ウェルズ夭逝から十五年後、彼に天啓のごときヒントを与えた人物、コルトンがふたたび登場する。

彼はウェルズとの宿命的な出会いを忘れず、彼の悲劇の生涯に深い同情をよせていた。ウェルズの失敗以降、笑気ガスは効果がなく危険であるという風評が広まり、亜酸化窒素は見捨てられて久しく顧みる者もなかった。かねて、その状況を憂いていたコルトンは、笑気ガスの有用性とウェルズの名誉挽回を図りたいと念じていたのだ。

一八六三年六月、彼はコネチカット州ニューヘブンで、同地の有力な歯科医師J・H・スミスの協力を得て、ウェルズと同じ方法で亜酸化窒素吸入による無痛抜歯を公開した。これに立会った歯科医師たちは、その有用性を再認識し、自ら笑気ガス治療を手がけはじめる。

コルトンは、コルトン歯科協会 Colton Dental Association を組織し、各地の大都市に事務所をおいて、臨床医の相談と指導に当たり、同法の普及に努めた。協会設立後の五年間に、会員たちは笑気ガスを七万五千回以上の抜歯手術に実用した。

酸欠症状をおこしやすい笑気ガス吸入法であったが、一八六八年には、シカゴのE・W・アンドリュースが、亜酸化窒素に酸素を加えると安全性が著しく高まることを証明し、この笑気・酸素併用法が頻用されはじめる。

コルトンは一八六八年に、『イギリス歯科医学雑誌』に『亜酸化窒素ガス使用の経験』（*47）（五ページ）を発表し、さらに一八七三年と一八七四年に『亜酸化窒素』（*48）を、『歯科記録 Dental Register』、『月刊歯科外科学展望 Monthly Review Dental Surgery』に載せ、笑気ガスの実用性に軍配をあげた。ウェルズの笑気ガス吸入法は、生涯にただ一度出会っただけの知友コルトンによって甦ったのである。

その後、一八七六年にイギリスのJ・T・クローバーが、亜酸化窒素に低濃度のエーテルを加えて、麻酔力を強める方法を開発し、この笑気・エーテル麻酔が多用されるようになる。実にそれは、ウェルズの知恵とモートンの知恵の相乗を意味した。こうして、彼らの境涯にかかわりなく、麻酔法は医学の車軸を轟々《ごうごう》と回転させていった。

一八六四年、アメリカ歯科医師会は、「麻酔法の発見者はウェルズである」という宣言を採択した。つづいて一八七〇年、アメリカ医師会も同じ提案を議決、ウェルズを麻酔法発見者として公認した。

かつて、モートン成功の興奮のさなかMGHのヘイウードは、誰に発見者の名誉を与えるべきかと問われて、「関係者すべてに」と、いずれにも肩入れしない無難な返事をした。そのあと、ウェルズの名をあげて、つぎのように付言した。

何よりもまず、すべての実験の基礎となり、すべての発見の生みの親となった、あの崇高なアイデアを最初に思いついた気高い天才に対して、最大の敬意を払うべきであろう。

それから一世紀を経て、一九六五年の十月十六日の記念日に、無痛手術の行われたMGHの

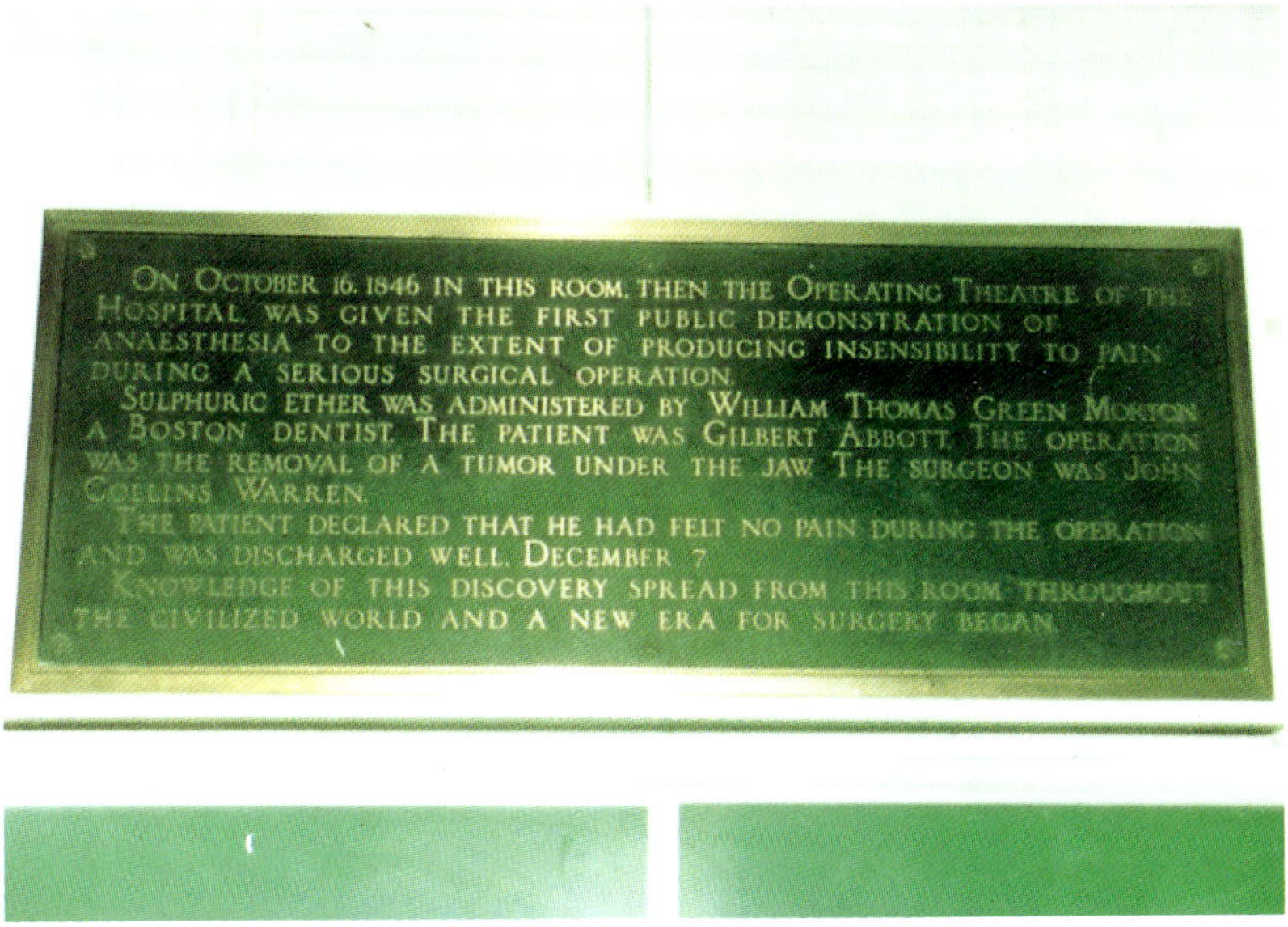
ON OCTOBER 16, 1846 IN THIS ROOM, THEN THE OPERATING THEATRE OF THE
HOSPITAL WAS GIVEN THE FIRST PUBLIC DEMONSTRATION OF
ANAESTHESIA TO THE EXTENT OF PRODUCING INSENSIBILITY TO PAIN
DURING A SERIOUS SURGICAL OPERATION.
SULPHURIC ETHER WAS ADMINISTERED BY WILLIAM THOMAS GREEN MORTON
A BOSTON DENTIST. THE PATIENT WAS GILBERT ABBOTT. THE OPERATION
WAS THE REMOVAL OF A TUMOR UNDER THE JAW. THE SURGEON WAS JOHN
COLLINS WARREN.
THE PATIENT DECLARED THAT HE HAD FELT NO PAIN DURING THE OPERATION
AND WAS DISCHARGED WELL. DECEMBER 7
KNOWLEDGE OF THIS DISCOVERY SPREAD FROM THIS ROOM THROUGHOUT
THE CIVILIZED WORLD AND A NEW ERA FOR SURGERY BEGAN.

MGH 階段講堂の壁のプラーク[58]

講堂は国家的殿堂として指定され、「エーテル・ドーム Ether Dome」と名づけられて、原形のまま保存されることになった。

その講堂の扇形の階段座席から見下ろされる正面の壁に、左右一・五メートルの金属製のプラーク（銘板）が掲げられた。そこには、金色の文字でつぎのように記されている。

一八四六年十月十六日、この室において、重症患者の外科手術の間、痛みを感じない程度まで麻酔した最初の公開手術が行われた。

硫黄エーテルは、ボストンの歯科医師W・T・G・モートンによって施行された。患者は、ギルバート・アボット。手術は顎下の腫瘍の摘出であった。外科医は、ジョン・コリンズ・ワーレンであった。

患者は手術の間中、痛みを感じなかった

ことを明言し、十二月七日元気に退院した。

この発見の知らせは、この室から文明世界に広まった。そして外科学の新しい時代が始まった。

25. On the Pathology of the Dental Pulp and the Diseases of the Peridental Membrane in Litch's American System of Dentistry.
26. A Study of the Histological Characters of the Periosteum and Peridental Membrane.
27. Descriptive Anatomy of the Human Teeth.
28. Management of Enamel Margins.
29. An Investigation of the Physical Characters of the Human Teeth in Relation to their Diseases and to the Practical Dental Operations, Together with the Physical Characters of Filling Materials.
30. A Work on Operative Dentistry.
31. Special Dental Pathology.
32. Notes on Orthodontia with a New System of Regulation and Retention.
33. A System of Appliances for Correcting of the Teeth.
34. The Angle System of Regulation and Retention of the Teeth and Treatment of Fractures of the Maxillae.
35. Treatment of Malocclusion of the Teeth and Fractures of the Maxillae, Angle's System.
36. Treatment of Malocclusion of the Teeth, Angle's System.
37. The Latest and Best in Orthodontic Mechanism.
38. Insensibility during surgical operations produced by inhalation.
39. Inhalation of ethereal vapor for the prevention of pain in surgical operations.
40. Remarks on the proper mode of administering sulpluric ether by inhalation.
41. The discovery of ethereal inhalation.
42. A history of the discovery of the application of nitrous oxide gas, ether and other vapors, to surgical operations.
43. An account of the first use of sulphuric ether by inhalation as an anaesthesia in surgical operations.
44. First surgical operation under ether.
45. On the physiological effects of sulphuric ether, and its superiority to chloroform.
46. First practical use of ether in surgical operation.
47. Experience in the use of nitrous oxide gas.
48. Nitrous oxide.

原著名・原論文名一覧

1. De humani corporis fabrica, libn scptem.
2. La méthode de traiter les plaies.
3. Les Oevvres Dambroise Paré.
4. Le chirurgien dentiste, ou traité des dents.
5. Abhandlung von den Zähnen des menschlichen Körpers und deren Krankheiten.
6. Des Herrn Pierre Fauchard Frantzösischer Zahn = Arzt oder Tractat Von den Zahnen.
7. The Natural History of the Human Teeth.
8. Practical Treatise on the Diseases of the Teeth.
9. The Dental Art, a Practical Treatise on Dental Surgery.
10. Principles and Practice of Dental Surgery.
11. Dictionary of Dental Science, Biography, Bibliography, and Medical Terminology.
12. Researches, chemical and philosophical, chiefly concerning nitrous oxide or dephlogisticated nitrous air, and its respiration.
13. A Letter on Suspended Animation.
14. Effects of Inhaling the Vapors of Sulphuric Ether.
15. An Essay on Teeth.
16. A Treatise on the Diseases and Surgery of the Mouth, Jaws and Associated Part.
17. A System of Oral Surgery being A Consideration of the Diseases and Surgery of the Mouth, Jaws, and Associate Parts.
18. A System of Oral Surgery and Dentistry being A Treatise on the Diseases and Surgery of the Mouth, Jaws, Face, Teeth and Associate Parts.
19. Elektrische Vorgange in Munde.
20. Fermentation in the Human Mouth.
21. Its Relation to Caries the Teeth.
22. Lehrbuchs der konservierenden Zahnheilkunde.
23. Die Mikroorganismen der Mundhohle.
24. Formation of Poisons by Micro-organisms.

フィルブラウン, T.
Fillebrown, Thomas
フォシャール, P.
Fauchard, Pierre
フォルベルグ, E.
Forberg, Elof
ブラウン, G. V. I.
Brown, George V. I.
ブラック, A. D.
Black, Arthur D.
ブラック, G. V.
Black, Greene Vardiman
ブルースター
Brewster, C. S.
フロスト, E. H.
Frost, Eben H.
ブロフィ, T. W.
Brophy, Truman W.
ヘイウード, C. F.
Heywood, C. F.
ヘイワード, G.
Hayward, George
ヘッセ, F.
Hesse, F.
ペリー, S. G.
Perry, Safford G.
ベルポウ, A.
Velpeau, A.
ポトレル, A.
Poteleret, Alexandre
ホーヘンハイム, P. T. Hohenheim, Phillips Theophrastus von
ホルムズ, O. W.
Holmes, Oliver Wendell
ボンウィル, W. G. A. Bonwill, William Gibson Arlington
マーシャル, J. S.
Marshall, John S.
マルピギー, M.
Malpighi, Marcello
ミラー, W. D.
Miller, Willoughby Dayton
モット, V.
Mott, Valentine
モートン, W. T. G.
Morton, William Thomas Green
ユーリン, S. P.
Hullihen, Simon P.
ライオンズ, C. J.
Lyons, Chalmers J.
リストン, R.
Liston, Robert
リッグス, J. M.
Riggs, John Mankey
ロビンソン, J.
Robinson, James
ロング, C. W.
Long, Crawford Williamson
ワーレン, E.
Warren, Edward
ワーレン, J. C.
Warren, John Collins

コッホ, R.
Koch, Robert
ゴードン, C.
Godon, Charles
コルトン, G. Q.
Colton, Gardner Quincy
サウベツ, E.
Sauvez, E.
ジェンナー, E.
Jenner, Edward
ジャクソン, C. T.
Jackson, Charles Thomas
ジャクソン, J.
Jackson, James
シンプソン, J. Y.
Simpson, James Young
スミス, J. H.
Smith, J. H.
スミス, T.
Smith, Truman
タガート, W. H.
Taggart, William Henry
テイラー, J.
Taylor, James
デービィ, H.
Davy, Humphry
デービス
Davis
デュボア, J.
Dubois, Jacques
デュボア, P.
Dubois, Poul
トルーマン, J.
Truman, James
ニール, S. W.
Neall, Samuel W.
ハイデン, H. H.
Hayden, Horace H.
パイヒラー
Pichler
パッフ, P.
Pfaff, Philipp
ハーベイ, W.
Harvey, William
パラケルスス
Paracelsus
ハーラン, A. W.
Harlan, A. W.
ハリス, C. A.
Harris, Chapin A.
パレ, A.
Paré, Ambroise
ハンター, J.
Hunter, John
ハンター, W.
Hunter, William
ビゲロウ, H. J.
Bigelow, Henry Jacob
ヒックマン, H. H.
Hickman, Henry Hill
ビング, B. J.
Bing, B. J.
ファラディ, M.
Faraday, Michael

人名原語一覧

アギィラ, F.
Aguilar, Florestan
アーサー, R.
Arthur, Robert
アビセンナ
Avicenna
アボット, F. P.
Abbot, Francis Peabody
アボット, G.
Abbott, Gillert
アレキサンダー, C. L.
Alexander, Charles Lee
アングル, E. H.
Angle, Edward Hartley
アンドリュース, E. W.
Andrews, Edmund W.
ヴィラン, G.
Villain, Georges
ウィリアムズ, J. L.
Williams, James Leon
ヴェサリウス, A.
Vesalius, Andreas
ウェッブ, M. H.
Webb, Marshall H.
ヴェナブル, J. M.
Venable, James M.
ウェブスター, D.
Webster, Daniel
ウェルズ, E. W.
Wells, Elizabeth Wales
ウェルズ, H.
Wells, Horace
カニンガム, G.
Cunningham, George
カルカー, Y. S.
Kalkar, Y. S.
ガーレットソン, J. E.
Garretson, James Edmund
ギージー, A.
Gysi, Alfred
キープ, N. C.
Keep, Nathan C.
ギラール, D.
Gaillard, D.
ギルマー, T. L.
Gilmer, Thomas L.
キングスレイ, N. W.
Kingsley, Norman W.
クライヤー, M. H.
Cryer, Matthew H.
クーリー, S. A.
Cooley, Samuel A.
グリーンウッド, J.
Greenwood, John
グレバース, L.
Grevers, L.
クローバー, J. T.
Clover, J. T.
ケース, C. S.
Case, Calvin S.

1962, Fédération Dentaire Internationale, London, 1967.
52）血脇守之助伝，東京歯科大学，1979.
53）70 周年記念誌，東京歯科大学，1965.
54）著者撮影，日本歯科大学新潟歯学部史料室.
55）日本歯科大学 60 周年誌，日本歯科大学，1971.
56）著者撮影，日本歯科大学新潟歯学部史料室.
57）著者撮影，Cedar Hill Cemetery in Hartford.
58）著者撮影，The Massachusetts General Hospital in Boston.

写真出典

35) Willoughby Dayton Miller : Die Mikroorganismen der Mundhohle, Berlin, 1889.
36) Walter Hoffmann-Axthelm : Die Geschichte der Zahnheilkunde, Die Quintessenz, Berlin, 1973.
37) Greene Vardiman Black : A Work on Operative Dentistry, Medico-Dental Publishing Co., Chicago, 1908.
38) Greene Vardiman Black : A Work on Operative Dentistry, Medico-Dental Publishing Co., Chicago, 1908.
39) Northwestern University Dental School Library in Chicago.
40) Arthur D. Black : G. V. Black's Work on Operative Dentistry, Medico-Dental Publishing Co., Chicago, London, 1936.
41) 著者撮影, Lincoln Park in Chicago.
42) Curt Proskauer et al. : Bildgeschichte der Zahnheilkunde, Verlag M. DuMont Schauberg, Köln, 1962.
43) Edward H. Angle : Treatment of Malocclusion of the Teeth and Fractures of the Maxillae, Angle's System, The S. S. White Dental Manufacturing Company, Philadelphia, 1900.
44) Edward H. Angle : Treatment of Malocclusion of the Teeth and Fractures of the Maxillae, Angle's System, The S. S. White Dental Manufacturing Company, Philadelphia, 1900.
45) 著者撮影, The National Museum of American History in Washington D. C.
46) 75th Anniversary 1858—1934, *The Dental Cosmos*, **76** : 1, Philadelphia, 1934.
47) 著者撮影, Northwestern University Dental School Library in Chicago.
48) Curt Proskauer et al. : Bildgeschichte der Zahnheilkunde, Verlag M. DuMont Schauberg, Köln, 1962.
49) Curt Proskauer et al. : Bildgeschichte der Zahnheilkunde, Verlag M. DuMont Schauberg, Köln, 1962.
50) 75th Anniversary 1858—1934. *The Dental Cosmos*, **76** : 1, Philadelphia, 1934.
51) John Ennis : The Story of the Fédération Dentaire Internationale 1900—

17) Walter Hoffmann-Axthelm：Die Geschichte der Zahnheilkunde, Die Quintessenz, Berlin, 1973.
18) 著者撮影, The University of Maryland School of Dentistry in Baltimore.
19) Horace Wells Dentist Father of Surgical Anesthesia, Horace Wells Centenary Committee of the American Dental Association, Hartford, 1948.
20) Heinz E. Lässig et al.：Die Zahnheilkunde in Kunst-und Kulturgeschichte, DuMont Buchverlag. Köln, 1983.
21) 著者撮影, Bushnell Park in Hartford.
22) Thomas E. Keys：The History of Surgical Anesthesia, Dover Publications Inc., New York, 1945.
23) 著者撮影, The National Museum of American History in Washington D. C.
24) 著者撮影, The Massachusetts General Hospital in Boston.
25) Walter Hoffmann-Axthelm：Die Geschichte der Zahnheilkunde, Die Quintessenz, Berlin, 1973.
26) 著者撮影, The Massachusetts General Hospital in Boston.
27) 著者撮影, The Massachusetts General Hospital in Boston.
28) 75th Anniversary 1858—1934, *The Dental Cosmos,* **76**：1, Philadelphia, 1934.
29) James E. Garretson：A system of Oral Surgery, J. B. Lippincott & Co., Philadelphia, 1869.
30) James E. Garretson：A system of Oral Surgery, J. B. Lippincott & Co., Philadelphia, 1869.
31) James E. Garretson：A system of Oral Surgery, J. B. Lippincott & Co., Philadelphia, 1869.
32) Curt Proskauer et al.：Bildgeschichte der Zahnheilkunde, Verlag M. DuMont Schauberg, Köln, 1962.
33) Curt Proskauer et al.：Bildgeschichte der Zahnheilkunde, Verlag M. DuMont Schauberg, Köln, 1962.
34) 75th Anniversary 1858—1934, *The Dental Cosmos,* **76**：1, Philadelphia, 1934.

写真出典

1) Vincenzo Guerini：A History of Dentistry, Lea & Febiger, Philadelphia, New York, 1909.
2) Curt Proskauer et al.：Bildgeschichte der Zahnheilkunde, Verlag M. DuMont Schauberg, Köln, 1962.
3) Vincenzo Guerini：A History of Dentistry, Lea & Febiger, Philadelphia, New York, 1909.
4) Vincenzo Guerini：A History of Dentistry, Lea & Febiger, Philadelphia, New York, 1909.
5) Ambroise Paré：Les Oevvres Dambroise Paré, Iean Gregoire, Lyon, 1664.
6) Pierre Fauchard：Le Chirurgien Dentiste, ou Traité des Dents, Jean Mariette, Paris, 1728.
7) 著者撮影, Universite de Paris Faculte de Medecine, Bibliothéque inter-universitaire de Médecine in Paris.
8) Pierre Fauchard：Le Chirurgien Dentiste, ou Traité des Dents, Jean Mariette, Paris, 1728.
9) Philipp Pfaff：Abhandlung von der Zähnen, Berlin, 1756.
10) Philipp Pfaff：Abhandlung von der Zähnen, Berlin, 1756.
11) Philipp Pfaff：Abhandlung von der Zähnen, Berlin, 1756.
12) James F. Palmer：The Works of John Hunter, F. R. S. with Notes, Longman, London, 1837.
13) John Hunter：The Natural History of the Human Teeth, J. Johnson, London, 1778.
14) John Hunter：The Natural History of the Human Teeth, J. Johnson, London, 1778.
15) Curt Proskauer et al.：Bildgeschichte der Zahnheilkunde, Verlag M. DuMont Schauberg, Köln, 1962.
16) Curt Proskauer et al.：Bildgeschichte der Zahnheilkunde, Verlag M. DuMont Schauberg, Köln, 1962.

39) 塩月正雄訳：外科の夜明け，東京メディカル・センター出版部，1966.
40) Thomas E. Keys：The History of Surgical Anesthesia, Dover Publications Inc., New York, 1945.
41) 山村秀夫・他訳：麻酔の歴史，克誠堂出版，1967.
42) James E. Garretson：A system of Oral Surgery, J. B. Lippincott & Co., Philadelphia, 1869.
43) Willoughby D. Miller：The Micro-Organisms of the Human Mouth, The S. S. White Dental MFG. Co., Philadelphia, 1890.
44) Greene Vardiman Black：A Work on Operative Dentistry, Medico-Dental Publishing Co., Chicago, 1908.
45) Arthur D. Black：G. V. Black's Work on Operative Dentistry, Medico-Dental Publishing Co., Chicago, London, 1936.
46) Abram W. Harris：Dean G. V. Black, *The Dental Review*, **30**: 3, Chicago, 1916.
47) Edward H. Angle：Treatment of Malocclusion of the Teeth and Fractures of the Maxillae, Angle's System, The S. S. White Dental Manufacturing Company, Philadelphia, 1900.
48) John Ennis：The Story of the Fédération Dentaire Internationale 1900-1962, Federation Dentaire Internationale, London, 1967.
49) The First Fifty-year History of the International Association for Dental Research, the International Association for Dental Research, Chicago, 1973.
50) Deux Ecoles Dentaires, Service de Propagande, Paris, 1964.
51) 70 周年記念誌，東京歯科大学，1965.
52) 70 周年記念誌，東京歯科大学同窓会，1965.
53) 血脇守之助伝，東京歯科大学，1979.
54) 日本歯科大学 60 周年誌，日本歯科大学，1971.
55) 島洋之助：富士見の慈父，文陽社，1936.
56) 中原市五郎先生略伝，日本歯科大学，1953.

20) Walter Hoffmann-Axthelm：Die Geschichte der Zahnheilkunde, Die Quintessenz, Berlin, 1973.
21) 谷津三雄：歯学史資料図鑑，医歯薬出版，1980.
22) 正木　正：新編歯科医学概論，医歯薬出版，1975.
23) Michel Dechaume et al.：Histoire Illustrée de L'art Dentaire, Les Éditions Roger Dacosta, Paris, 1977.
24) 中原　泉：新歯科概論，医歯薬出版，1977.
25) Walter Hoffmann-Axthelm：History of Dentistry, Quintessence Pub. Co., Chicago, 1981.
26) Heinz E. Lässig et al.：Die Zahnheilkunde in Kunst-und Kulturgeschichte, DuMont Buchverlag, Köln, 1983.
27) 本間邦則訳：歯科の歴史，クインテッセンス出版，1985.
28) 75th Anniversary 1858-1934, *The Dental Cosmos*, **76** : 1, Philadelphia, 1934.
29) Ambroise Paré：Les Oevvers Dambroise Paré, Iean Cregoire, Lyon, 1664.
30) Pierre Fauchard：Le Chirurgien Dentiste, ou Traité des Dents, chez Jean Mariette, Paris, 1728.
31) 高山直秀訳：フォシャール歯科外科医，医歯薬出版，1984.
32) 中原　泉：フォシャール探求，書林，1986.
33) Philipp Pfaff：Abhandlung von der Zähnen, Berlin, 1756.
34) John Hunter：The Natural History of the Human Teeth, J. Johnson, London, 1778.
35) Horace Wells：An Essay on Teeth, Case, Tiffany & Co., Hartford, 1838.
36) Horace Wells：Dentist Father of Surgical Anesthesia, Horace Wells Centenary Committee of the American Dental Association, Hartford, 1948.
37) Jürgen Thorwald：Das Jahrhundert der Chirurgen, Steingruben Verlag, Stuttgart, 1956.
38) C. N. B. Camac：Classics of Medicine and Surgery, Dover Publications, Inc., New York, 1959.

主要文献

1) Fielding H. Garrison：An Introduction to the History of Medicine, W. B. Saunders Co., Philadelphia, London, 1929.

2) Logan Clendening：Source Book of Medical History, Dover Publications Inc., New York, 1942.

3) Otto L. Bettmann：A Pictorial History of Medicine, Charles C. Thomas Publisher, Springfield, 1956.

4) Charles Greene Cumston：An Introduction to the History of Medicine, Dawsons of Pall Mall, London, 1968.

5) Philip Rhodes：An Outline History of Medicine, Butterworths, London, 1985.

6) 長尾栄一：医学史，医歯薬出版，1961.

7) 小川鼎三：医学の歴史，中央公論社，1964.

8) 井上清恒：医学史概説，内田老鶴圃新社，1971.

9) 岩本　淳訳：図説医学の歴史，講談社，1972.

10) 飯田広夫：西洋医学史，金原出版，1981.

11) 酒井シヅ・他訳：医学の歴史１，朝倉書店，1985.

12) Vincenzo Guerini：A History of Dentistry, Lea & Febiger, Philadelphia, New York, 1909.

13) Bernhard Wolf Weinberger：An Introduction to the History of Dentistry I, II, The C. V. Mosby Co., St. Louis, 1948.

14) 川上為次郎：歯科医学史，金原商店，1931.

15) 山崎　清：歯科医史，金原商店，1940.

16) 歯科医事衛生史　前巻，日本歯科医師会，1940.

17) H. Christian Greve：Vom Zahnheilhandwerk zur Zahnheilkunde, Carl Hanser Verlag, München, 1952.

18) Curt Proskauer et al.：Bildgeschichte der Zahnheilkunde, Verlag M. DuMont Schauberg, Köln, 1962.

19) 本間邦則：歯学史概説，医歯薬出版，1971.

中原《なかはら》　泉《せん》　（医学博士・博物館学芸員）
1941（昭和 16）年　鎌倉に生まれる
1965（昭和 40）年　日本歯科大学卒業
1974（昭和 49）年　日本歯科大学教授・新潟歯学部
1979（昭和 54）年　日本歯科大学新潟歯学部長（平成 3 年まで）
1987（昭和 62）年　日本歯科大学新潟短期大学学長併任（平成 3 年まで）
1989（平成 元）年　医の博物館館長（日本歯科大学新潟歯学部内）
1991（平成 3）年　日本歯科大学学長（平成 7 年まで）
1992（平成 4）年　第 18 回日本歯科医学会総会会頭（平成 8 年まで）
1995（平成 7）年　日本歯科大学新潟歯学部長（平成 12 年まで）
2000（平成 12）年　日本歯科大学学長

専攻　歯科医学史，歯科人類学

著書　「歯科大学病院概論」 単著・医歯薬出版・1968
「Dental Terminology」 編集・医歯薬出版・1968
「常用歯科辞典」 監著・医歯薬出版・1970
「歯科概論」 単著・医歯薬出版・1971
「標準歯科用語集」 編集・医歯薬出版・1972
「新常用歯科辞典」 監著・医歯薬出版・1976
「新歯科概論」 単著・医歯薬出版・1977
「デンタル・パネル」（全 8 巻） 監著・一世出版・1971-1977
「浮世絵にみる歯科風俗史」 監著・医歯薬出版・1978
「現代医歯原論-歯科医師へのアプローチ」 単著・書林・1979
「Manners and Customs of Dentistry in Ukiyoe」 監訳・医歯薬出版・1980
「デンタル・パネル集」 監著・一世出版・1980
「現代医歯診療圏-Grenzgebiet の構図」 単著・書林・1981
「世界の絵画と歯科風俗史」 共著・書林・1982
「中原　泉　直言集」 単著・書林・1983
「フォシャール探求」 単著・書林・1986
「歯科医学史の顔」 単著・学建書院・1987
「中原　泉　直言集 II」 単著・書林・1988
「麻酔法の父ウェルズ」 単著・デンタルフォーラム・1991
「伝説の中原　實」 単著・クインテッセンス出版・1991
「人体構造論抄-ヴェサリウスの the Epitome」 単訳・南江堂・1994
「ハンター人の歯の博物学」 共著・デンタルフォーラム・1994
「ビドロー解剖アトラス」 単訳著・南江堂・1995
「新常用歯科辞典第 3 版」 監著・医歯薬出版・1999

〈検印廃止〉

歯科医学史の顔

1987 年 9 月 3 日　第 1 版第 1 刷　発行
1993 年 9 月 25 日　第 1 版第 2 刷　発行
1996 年 3 月 18 日　第 2 版第 1 刷　発行
2001 年 3 月 10 日　第 2 版第 2 刷　発行
2003 年 3 月 20 日　第 2 版第 3 刷　発行
2008 年 3 月 20 日　第 2 版第 4 刷　発行
2017 年 3 月 20 日　第 2 版第 5 刷　発行

著者　中原　泉
発行者　木村勝子
印刷製本　壮光舎印刷株式会社

発行所
株式会社 学建書院

〒 113-0033　東京都文京区本郷 2—13—13（本郷七番館 1 F）
http://www.gakkenshoin.co.jp　TEL (03)3816-3888　FAX (03)3814-6679

ISBN978-4-7624-0565-5